如何养育特殊儿童 ㊂

儿童期疾病患儿养育照护指南

覃耀明　戴耀华◎主编

中国妇女出版社

图书在版编目（CIP）数据

如何养育特殊儿童．3，儿童期疾病患儿养育照护指南 / 覃耀明，戴耀华主编．-- 北京 ：中国妇女出版社，2025．1．-- ISBN 978-7-5127-2438-9

Ⅰ．R72-62

中国国家版本馆CIP数据核字第2024N648L8号

责任编辑：陈经慧
封面设计：末末美书
责任印制：李志国

出版发行：中国妇女出版社
地　　址：北京市东城区史家胡同甲24号　　邮政编码：100010
电　　话：（010）65133160（发行部）　　65133161（邮购）
网　　址：www.womenbooks.cn
邮　　箱：zgfncbs@womenbooks.cn
法律顾问：北京市道可特律师事务所
经　　销：各地新华书店
印　　刷：北京通州皇家印刷厂

开　　本：150mm×215mm　1/16
印　　张：10.25
字　　数：120千字
版　　次：2025年1月第1版　　2025年1月第1次印刷
定　　价：38.00元

前　言

特殊儿童（Exceptional Child）是指与正常儿童在各方面有显著差异的各类儿童。这些差异具体可表现在智力、感官、情绪、肢体、行为、语言等方面。特殊儿童也称“缺陷儿童”“障碍儿童”等。随着我国儿科相关技术的快速发展，特殊儿童在全国各地医院儿科都能得到规范治疗，多种疾病的彻底治愈已经成为可能。

然而，特殊儿童的治疗时间相对较短，养育时间更长，广大家长在养育中会遇到很多问题，需要细致的指导。这是儿童保健的重要工作之一。要对家长进行卓有成效的指导，儿童保健工作人员首先需要掌握特殊儿童养育的基本知识。但是，从目前儿童保健业务的设置可以看出，特殊儿童养育指导没有参考规范，也缺乏相应的理论指导。

本套书旨在解决儿童期疾病患儿的各种养育问题。本分册重点介绍常见儿童期疾病的概述、转归、养育注意事项、疫苗接种等，尤其强调孩子的生理发育、关注孩子的营养均衡、重视药物对孩子的副作用、强化孩子的心理行为引导，防止过度干预对孩子的损害，强调家庭的接纳、关注和良好养育环境的营造，以使相应特殊儿童群体能够在足够的关注下健康成长。

本套书通俗易懂、实用，特别适合基层儿童保健工作人员以及特殊儿童家长使用。

本套书的出版将填补特殊儿童养育指导书籍的空白，对儿童保健工作可起到积极推进作用，也有助于婴幼儿养育照护工作的进一步发展。

戴耀华

2024 年 8 月 20 日

目 录

Part 1

先天性心脏病患儿养育照护指南

Part 2

哮喘病患儿养育照护指南

Part 5

性早熟患儿养育照护指南

Part 6

矮小症患儿养育照护指南

Part 7

孤独症患儿养育照护指南

Part 8

注意缺陷多动障碍患儿养育照护指南

Part 9

癫痫患儿养育照护指南

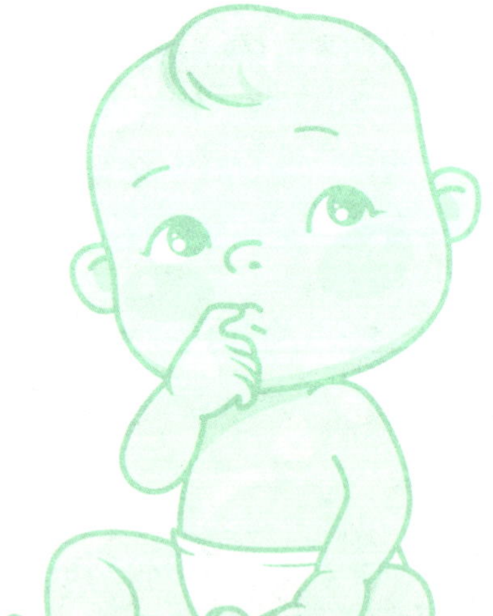

Part 1

先天性心脏病患儿养育照护指南

先天性心脏病概述

先天性心脏病又称先天性心脏畸形，是指在胚胎期心血管发育异常或发育障碍，以及出生后应退化的组织未退化所造成的心血管畸形。

常见先天性心脏病按结构异常划分为以下几种。

一、房间隔缺损

房间隔缺损是指在胎儿期左心房和右心房之间开放的孔没有闭合，使左心房和右心房之间的血液互通，影响心脏血液单向流动的生理异常现象。孔的大小决定着病情的轻重与疾病的转归。

二、室间隔缺损

室间隔缺损是指在胎儿期左心室和右心室之间开放的孔没有闭合，使左心室和右心室之间的血液互通，影响心脏血液单向流动的生理异常现象。孔的大小决定着病情的轻重与疾病的转归。

三、动脉导管未闭

胎儿期肺动脉与主动脉之间有一条血管，叫动脉导管。孩子出生后数小时至数天，这条导管在功能上先闭合，一般最迟 1 ～ 2 个月完全闭合。如果没有闭合，势必影响心脏血液的流动。

四、主动脉狭窄

主动脉狭窄是由左心室出口至主动脉起始部间发生狭窄，可划分为瓣膜狭窄、瓣膜上狭窄和瓣膜下狭窄三种类型。

五、肺动脉狭窄

肺动脉狭窄指右心室与肺动脉间的通道，因先天性畸形产生的狭窄。常见狭窄类型有瓣狭窄、漏斗部狭窄、肺动脉狭窄。各种狭窄可单独存在，亦可并存。

六、法洛四联症

法洛四联症包括肺动脉狭窄、室间隔缺损、主动脉骑跨和右心室肥大四种异常，是最常见的发绀型先天性心脏病。由于心血管畸形严重，大多数病人出生后即伴有呼吸困难、进行性发绀、发育迟缓、活动耐量较同龄人差，同时有劳累后蹲踞这一特征性姿态。

先天性心脏病根据复杂程度可分为简单型心脏病和复杂型先天失心病。

先天性心脏病按患儿是否出现紫绀可分为紫绀型心脏病和非紫绀型心脏病。

一、紫绀型心脏病

患儿平时口唇、手指端青紫，哭闹时更明显。紫绀型心脏病包括法洛四联症，法洛四联症是最常见的一种心脏病，肺动脉狭窄、主动脉狭窄等也属于紫绀型心脏病。

二、非紫绀型心脏病

患儿平时口唇、手指端没有青紫，哭闹时间长时，口唇有轻度青紫。常见的非紫绀型心脏病包括房间隔缺损、室间隔缺损、动脉导管未闭等。

先天性心脏病的治疗

一、手术治疗

紫绀型心脏病病情较重。由于结构畸形严重，含二氧化碳高的静脉血流入动脉较多，动脉血中二氧化碳多，患儿易出现口唇、手指端紫绀，会影响正常发育，所以往往需要手术治疗。部分患儿存在比较大的房间隔缺损或者室间隔缺损，可能出现肺动脉高压，应该尽早手术。法洛四联症也应该尽早进行手术治疗。是否需要手术治疗，应由医生评估决定，越早就诊评估越好。

二、非手术治疗

部分先天性心脏病患儿虽然有心脏结构异常，但症状比较轻，静脉血没有流入动脉，或者很少流入，动脉血氧含量高，呈红色，没有出现口唇、指端紫绀现象，不影响患儿生长发育。这类先心病随着患儿的生长发育可自行痊愈，因此无须手术治疗。

先天性心脏病患儿养育注意事项

一、喂养要求

婴儿期要坚持6个月母乳喂养，妈妈要按时吃好一日三餐，每餐主食要吃够，适当吃肉，保证足够的营养，利于患儿生长发育。6个月后开始添加辅食，要遵循从少到多、从稀到稠的饮食原则逐步添加。要注意培养患儿的饮食习惯。建议多食用含膳食纤维多的食物，如青菜、水果、薯类等，防止便秘。

二、日常护理

呼吸道感染容易加重心脏负担，特别是肺炎容易增加心脏负担，造成患儿呼吸困难。所以，平时要注意保温，房间要保持清洁，要经常开窗通风。特别是紫绀型先天性心脏病患儿尽量不要去人员密集的地方，避免交叉感染。养育者不要在患儿活动的房间吸烟。另外，患儿出生 3 个月内，不建议天天洗澡。

三、语言智力促进

先天性心脏病患儿身体抵抗力较差，容易感染，家长往往只重视孩子的身体护理，而忽视了患儿语言和智力的发展。家长应持续通过口语沟通、卡片认知、朗读、讲故事等促进孩子语言和智力的发展。患儿脑部发育得好对身体各个器官的发育有促进作用。

四、持续做好早期运动促进训练

实践证明，新生儿抚触、婴儿操等对患儿的运动发育有明显的促进作用，建议在婴儿期要好好落实训练，以促进患儿的运动发育。还要根据患儿运动发育规律做好运动促进，如满月后训练抬头，2 个月后训练翻身，5 个月后训练独坐，7 个月起训练爬行。要强调一点，1 岁以内要重点训练爬行，这对先天性心脏病患儿而言是促进运动发育的有效措施。

五、维生素和矿物质的补充

由于先天性心脏病患儿呼吸道感染会加重心脏负担，以及影响肺的功能，所以，预防感染尤为重要。建议孩子出生 5 天后，口服维生素 AD，一天一粒，一直吃到青春期。可口服液体钙，持续至 3 岁。3 岁后先进行评估，再根据情况决定是否继续补钙。建议家长在患儿 8 个月后，在辅食中经常性添加动物肝和动物血（每周 1 ～ 2 次），为患儿补充铁，防治贫血。

六、护理患儿要细心

对先天性心脏病患儿的护理一定要特别细心。在天气变冷或者变热的时候，要及时加减衣服，避免患儿感冒。要避免剧烈运动，以免加重心脏负担。

建议 1 岁以内每个月体检一次，着重评估营养和体格发育状况，保健医生会根据患儿的情况进行喂养指导。

先天性心脏病患儿的疫苗接种

一、可以接种

患儿生长发育良好，无临床症状，心功能无异常[如左心室射血分数（LVEF）≥ 60%]，可正常接种疫苗。介入治疗术后和外科手术术后，经复查心功能无异常者，可正常预防接种。

二、暂缓接种

伴有心功能不全、严重肺动脉高压等并发症的复杂紫绀型心脏病患儿，多次住院并接受手术的先天性心脏病患儿，均应暂缓接种疫苗。存在免疫缺陷、感染、严重营养不良、使用免疫抑制剂等情况的先天性心脏病患儿应暂缓接种疫苗，何时接种需专科医生进行综合评估。

三、特别接种建议

先天性心脏病患儿应接种肺炎疫苗。每年都要接种流感疫苗，无紫绀型先天性心脏病患儿应持续接种到 3 岁，紫绀型先天性心脏病患儿应持续接种到手术后 3 年。

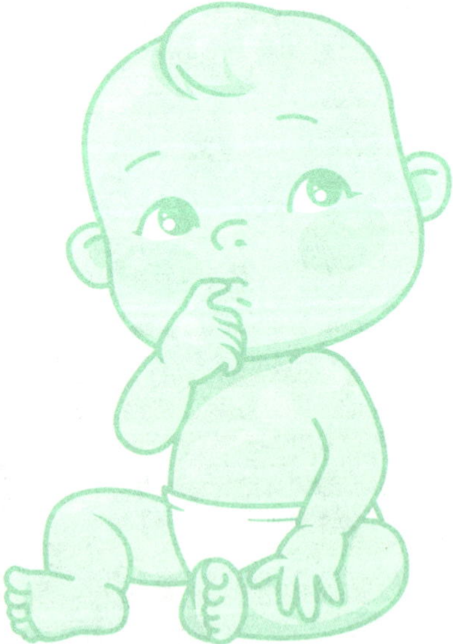

Part 2

哮喘病患儿
养育照护指南

小儿哮喘概述

小儿哮喘是多种细胞参与，与多因素相关，以支气管痉挛为反应的呼吸道疾病。该病的影响因素有免疫、神经、精神、遗传、环境等，表现为反复发作性喘息、气短、咳嗽、呼吸困难、喉中有喘鸣音、胸闷等，主要分为感染性哮喘、过敏性哮喘、药物性哮喘、运动性哮喘。该病在人与人之间不具备传染性。

需要注意的是，2 岁以内肥胖的婴幼儿因病毒感染也会出现喘息，这称为毛细支气管炎，特别多见于2～6个月婴儿，要与小儿哮喘区分开。

小儿哮喘的转归

由于小儿哮喘的发病机理极为复杂，目前病因尚未清楚，可能与免疫因素、环境因素、遗传因素、神经因素等有密切关系。哮喘容易反复发作，一次性治愈比较难，应以缓解症状为主。

明确并避免诱发因素，提高患儿抵抗力，可以让哮喘较长时间不发作。

部分患儿也可通过合理治疗痊愈。但家族遗传患儿可能持续发作至成人期。

哮喘病患儿养育注意事项

一、明确并避免诱发因素

以下因素容易诱发小儿哮喘。

1. 环境中的过敏原

患儿接触到尘螨、动物毛屑和排泄物、蟑螂、霉变物、花粉等，容易发生哮喘。

2. 容易引发过敏的食物

牛奶、鸡蛋、鱼、螃蟹、虾、花生等容易致敏。一般过敏原测试结果显示 3 个“+”及以上，则可认为该食物有可能致敏。由于在哮喘发作时检测可能出现假阳性，因此应在哮喘不发作时检测过敏原。也可以反复检测。某种食物检测结果只有 1 ～ 2 个“+”时，可以少量试吃，如果没有哮喘发作，可以继续吃，以保证营养摄入。

当然，过敏原测试只是参考，除非有家族遗传，仅凭 1 ～ 2 次测试结果就认定某种食物过敏是不正确的。

3. 呼吸道感染

呼吸道感染容易诱发哮喘，尤其是病毒和支原体感染，因此预防感染尤为重要。每年接种流感疫苗是预防感染、防止哮喘发作的重要措施。

4. 不良空气刺激

冷空气、粉尘等刺激均可诱发哮喘。因此，遇到不良环境要戴口罩，避免直接刺激。

5. 剧烈运动

剧烈运动或运动量增加易引起哮喘发作。为了增强患儿体质，家长可以带患儿做一些能促进呼吸的运动项目，例如太极拳。

二、科学喂养

在喂养方面，家长要注意保证患儿营养均衡，主食和蛋白质类食物分配要合理，防止过敏。

1. 食物过敏的判断

食物过敏一般出现在进食两小时内，可促发哮喘。往往哮喘多在凌晨发作，一般不认为是晚餐进食所致。如果怀疑，可以做同样食物的实验，防止把偶然性当作必然性来处理。大便形状的变化不应作为食物过敏的证据。

2. 一般认为主食不会导致过敏

碳水化合物作为主食，含有淀粉，在酶的作用下会分解为糖，糖是人所需要的能量，有抗过敏作用。因此，一般认为主食不会导致过敏。

3. 吃鸡蛋的注意事项

患儿开始吃鸡蛋时应先吃少量蛋黄，看看有没有过敏反应（哮喘）。如果没有反应，可以继续吃并慢慢加量，让孩子逐步适应。如果有过敏反应（哮喘），先停止食用，之后再试吃。如果一直都有过敏反应（哮喘），应停止吃。

4. 进食鱼和海鲜的注意事项

由于小儿哮喘病受遗传因素影响，所以可以参照家长的过敏情况决定是否让孩子吃鱼和海鲜。如果祖辈、父辈吃海鲜过敏，一般患儿也会过敏。

三、语言和智力开发问题

哮喘患儿脑发育一般不受病情影响，可用认知卡片、朗读、讲故事、游戏等促进其智力发育。要帮助患儿树立战胜疾病的信心，讲清楚本病发病情况，讲明心理、精神状态、身体抵抗力对疾病的影响，保持积极、乐观的心态对战胜疾病有正面影响。

四、维生素和矿物质的补充

哮喘患儿长期补充维生素 AD 和钙可提升免疫力，减轻过敏反应。

1. 维生素 A 的功能

维生素 A 可保护皮肤黏膜，对视力有好处，能参与骨骼和性腺发育，可维持和促进免疫功能。由于饮食结构的影响，哮喘患儿往往缺乏维生素 A，所以，长期补充维生素 A 对患儿发育有好处。

2. 维生素 D 的功能

维生素 D 可增加钙的吸收，减少钙的排泄，把血液中的钙转移至骨组织。由于哮喘患儿可能长期应用糖皮质激素（此药会增加钙的排泄，减少钙的吸收，这时身体就会分解骨头中的钙，用来补充血钙），容易造成低钙。因此，患儿应长期补充维生素 D，这样可促进钙的吸收和分布，调整钙代谢。

3. 维生素 D 剂型推荐

市面上的维生素 D 剂型主要是维生素 D_2 和维生素 D_3。维生素 D_2 的功能低，我们需要的是维生素 D_3。推荐使用伊可新，这种剂型维生素 A 和维生素 D_3 搭配合理，应用效果比较好。婴儿用小剂型伊可新，儿童用大剂型伊可新，一天服用一粒即可。

4. 长期补钙

钙的功能是构成骨头和牙齿，维持神经肌肉的兴奋性，调节某些激素和神经递质的释放以及酶的活性，参与凝血过程。保持正常血钙能促进患儿生长发育，又有一定的抗过敏作用，特别是长期应用激素治疗的哮喘患儿更需要长期补钙。建议婴幼儿期患儿补液体钙，大龄患儿可以选用钙片或者颗粒钙。

五、按时体检

哮喘患儿要按时体检，建议 3 岁内每两个月体检一次，及时进行体格发育评估。保健医生应根据孩子的体格发育情况给予恰当的养育指导。

哮喘病患儿的疫苗接种

一、正常接种

哮喘缓解期（长期维持吸入抗哮喘药物，包括低剂量吸入糖皮质激素）且健康情况较好时，应按免疫规划程序进行接种。

过去，麻疹、流行性腮腺炎、风疹疫苗来自鸡胚，对蛋类食物过敏的哮喘患儿注射后可能会有严重的过敏反应。现在已经改良疫苗研制方法，发生不良反应的风险明显降低。另外，对蛋类严重过敏的哮喘患儿，可在有抢救设备和人员的场所接种。

二、暂缓接种

在哮喘急性发作期（出现喘息、咳嗽、气促、胸闷等症状），尤其是全身应用糖皮质激素时（包括口服和静脉给药），应暂缓接种疫苗。停止糖皮质激素使用 1 个月后，方可正常接种。

三、特别接种建议

建议患儿按时接种 13 价肺炎疫苗。哮喘患儿应每年接种流感疫苗，直至哮喘发作停止 3 年。如果哮喘没有停止，每年都应该接种流感疫苗。预防流感对哮喘患儿十分重要。

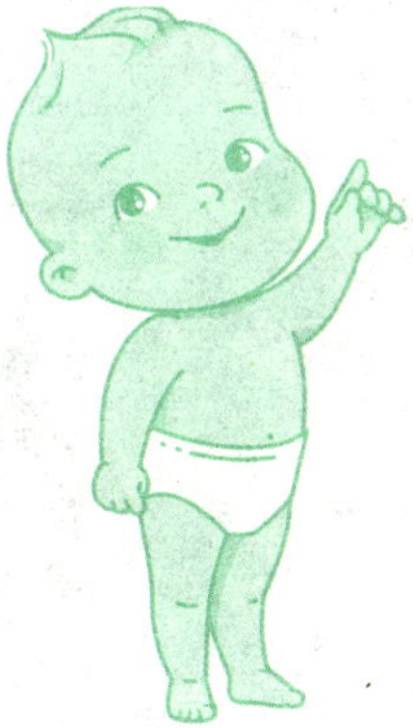

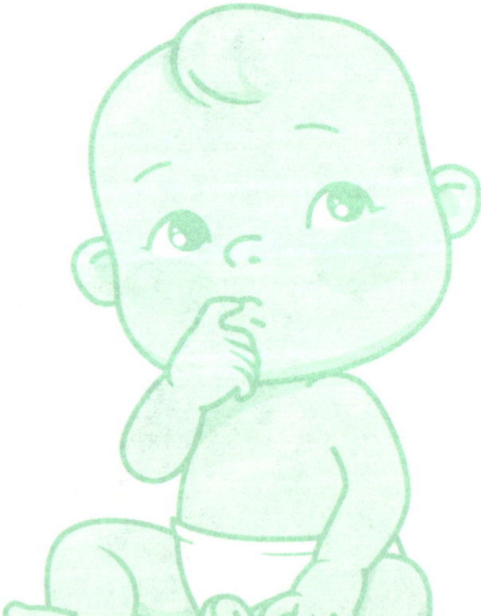

Part 3

肥胖症患儿养育照护指南

儿童肥胖症概述

儿童肥胖是指由于能量摄入过多或者活动太少，身体内脂肪堆积过多，体重超过按平均身高计算的平均体重的 20%。均值加 1 ～ 2 个标准差为超重；均值加 2 ～ 3 个标准差为轻度肥胖；均值加 3 个标准差为中度肥胖；均值加 4 个标准差为重度肥胖。

测量体质指数（BMI）可对肥胖程度进行判断，计算方法为：体重（千克）除以身高（米）的平方。例如，2 岁女孩体重为 9 千克，身高 80 厘米，体质指数 =9/（0.8×0.8）=9/0.64 ≈ 14.06。

家长可根据孩子的具体年龄参考下表相应体质指数。

2～18岁儿童超重、肥胖筛查BMI界值点（kg/m²）

年龄(岁)	女孩		男孩	
	超重	肥胖	超重	肥胖
2	17.5	18.9	17.5	18.9
2.5	17.1	18.5	17.1	18.4
3	16.9	18.3	16.8	18.1
3.5	16.8	18.2	16.6	17.9
4	16.7	18.1	16.5	17.8
4.5	16.6	18.1	16.4	17.8
5	16.6	18.2	16.5	17.9
5.5	16.7	18.3	16.6	18.1
6	16.7	18.4	16.8	18.4
6.5	16.8	18.6	17	18.8
7	16.9	18.8	17.2	19.2
7.5	17.1	19.1	17.5	19.6
8	17.3	19.5	17.8	20.1
8.5	17.6	19.9	18.2	20.6
9	17.9	20.4	18.5	21.1
9.5	18.3	20.9	18.9	21.7
10	18.7	21.5	19.3	22.2
10.5	19.1	22.1	19.7	22.7
11	19.6	22.7	20.1	23.2
11.5	20.1	23.3	20.4	23.7
12	20.5	23.9	20.8	24.2
12.5	21	24.4	21.2	24.6
13	21.4	25	21.5	25.1
13.5	21.8	25.5	21.8	25.5
14	22.2	25.9	22.1	25.8
14.5	22.5	26.3	22.4	26.2
15	22.8	26.7	22.7	26.5
15.5	23.1	27	22.9	26.8
16	23.3	27.2	23.2	27
16.5	23.5	27.4	23.4	27.3
17	23.7	27.6	23.6	27.5
17.5	23.8	27.8	23.8	27.8
18	24	28	24	28

儿童肥胖症的转归

患儿童肥胖症的孩子通常吃得太多，或活动量太少，能量消耗太少，造成能量过剩、脂肪堆积过多。解决好饮食和运动问题就可以减重，逐步恢复正常。

如果不能解决饮食和运动问题，肥胖可能会逐步加重，还会引发很多健康隐患，比如高脂血症、高血压、脂肪肝、动脉粥样硬化、冠心病、糖尿病等。因此，管好患儿的嘴、让患儿迈开双腿，是解决肥胖症的最佳方法。

部分因疾病引起肥胖的患儿，需要治疗原发疾病才能解决肥胖问题。

患儿超重时，应该落实好预防肥胖的各项措施，只要采取措施得当，坚持一定时间，儿童肥胖症是可以治愈的，不会影响孩子的正常生长发育。

个别过度肥胖且无法纠正的患儿可能会影响生长发育，导致成人期肥胖。

肥胖症患儿养育注意事项

一、避免婴儿期肥胖

由于妈妈进食主食及肉类太多，母乳中能量及脂肪含量高，部分母乳喂养儿可能发生体重增长过快。遇到这种情况，妈妈应减少主食，特别是甜食的摄入，同时减少脂肪含量高的肉类的摄入，可以使孩子的体重慢慢回降。

添加辅食后，如果孩子体重增长太快，要减少主食的摄入量。

二、避免养育出胖宝宝

从生理需要来说，蛋白质、脂肪、碳水化合物是人类所需要的三大重要营养素。人体所需要的能量主要靠以上三大营养素提供，其提供的能量比例为：蛋白质为10% ~ 15%；脂肪为20% ~ 25%；碳水化合物（淀粉类食物）为60% ~ 65%，所以又称主食。当一天进食的食物能量超过身体活动所需时，剩余的能量就会转换成脂肪、糖原留在身体内，造成脂肪堆积。有些家长看见宝宝爱吃某类食物就会经常做给宝宝吃，当宝宝吃得过多而活动过少时就会造成身体内脂肪大量堆积，引发肥胖，这是很多家庭养育出胖宝宝的主要原因。

合理控制饮食，不过度喂养是避免宝宝肥胖的重要手段。饮食问题主要是主食和脂肪摄入过多。

容易引发肥胖的食物是淀粉类食物，如米饭、包子、馒头、面条、面包、蛋糕等。淀粉类食物在淀粉酶的作用下，会分解成糖，为人体活动提供能量。淀粉类食物吃多了会有剩余，活动少了、消耗少了也会有剩余。因此，在宝宝很爱吃这些食物或者活动偏少时，就应该适当控制摄入量，防止能量过剩导致脂肪堆积，形成肥胖。

100克各种主食所含能量（千卡）

名称	能量	名称	能量
玉米	112	熟面条	280
大米饭	115	大麦	307
燕麦粥	145	手撕面包	325
馒头	223	干面条	355
包子	227	燕麦面包	367
饺子	253	奶油面包	460

三、解决肥胖的方法

肥胖不是短期形成的，是长期不良生活习惯导致的结果。因此，解决肥胖不要操之过急，要慢慢改变饮食习惯和生活习惯。

1. 逐渐减少主食的摄入量

肥胖患儿主食的摄入量往往较多，建议家长为孩子准备低脂肪、低糖、高蛋白的食谱。要采取一些患儿不太抗拒的措施，达到既让患儿吃饱、实际摄入量又递减的目的。比如，可以让患儿在饭前先喝汤，使汤占据胃容量，患儿自然会减少主食的摄入；也可以每餐减少一至两勺主食的摄入，多吃一些蔬菜水果。

2. 加强运动，消耗更多的能量

要让患儿每天至少有 1 小时的出汗运动，运动形式包括走、跑、打球、跳绳、游泳、骑自行车、跳舞等，不建议剧烈运动。运动后不要马上吃主食，要先喝水。运动后血糖会降低，为了补充能量，身体会分解本身的糖原和脂肪。建议运动后半小时至 40 分钟再吃主食。由于脂肪被分解补充了能量，患儿不会感觉太饿，进食主食量也会减少。这不会造成运动后食量增加，体重反增的现象。科学的运动和饮食方法会让患儿在饥饿感不明显的情况下逐步减重，是很容易被患儿接受的科学减重方式。如果运动后立即吃主食，患儿会感觉很饿，就会吃很多，这会导致体重不减反增。

3. 控制夜宵

夜宵是指夜间安排的一次加餐。这是行为矫正问题，要跟患儿讲通道理。由于晚上睡觉时能量消耗很少，加餐会导致大量能量被储存在体内，身体会把这些剩余的能量转换成糖原和脂肪留在体内，使体重不断增加，最终引起肥胖。如果患儿已经有吃夜宵的习惯，建议先改吃含糖量低的水果，然后逐步改掉吃夜宵的不良习惯。

4. 补充维生素 D 和钙

相关研究表明，肥胖患儿普遍缺乏维生素 D，钙的代谢也不好。所以，肥胖患儿要常规补充维生素 D。相关专家共识推荐，维生素 A 和维生素 D 同补适合我国儿童。建议长期补充维生素 AD，同时补钙。科学补充维生素 AD 和钙可能使肥胖患儿的内分泌更协调。

四、对肥胖患儿进行综合评估

部分肥胖是因某种疾病引起的，所以要通过以下项目的检查来对肥胖患儿进行综合评估。

1. 糖代谢检查

包括空腹血糖、餐后血糖、糖耐量、空腹胰岛素、餐后胰岛素等检测。

2. 脂代谢检查

包括总脂量、胆固醇、甘油三酯、高密度脂蛋白、低密度脂蛋白等检测。

3. 蛋白代谢检查

包括蛋白总量、白蛋白、球蛋白、白球比例、载体蛋白等检测。

除了上述检查外，还要进行 25-羟维生素 D、肾功能检测，尿常规检查，甚至要进行肝、胆 B 超检查，看看有没有脂肪肝。

五、体重监测

每 5 天测量一次体重，并画好曲线图。可通过观测体重曲线［向上走（无效）、平着走（有效）、向下走（很好）］来评估减重效果。不建议使用减肥药。

肥胖症患儿的疫苗接种

肥胖患儿可正常进行疫苗接种。除完成一类疫苗接种外，还可以接种二类疫苗。

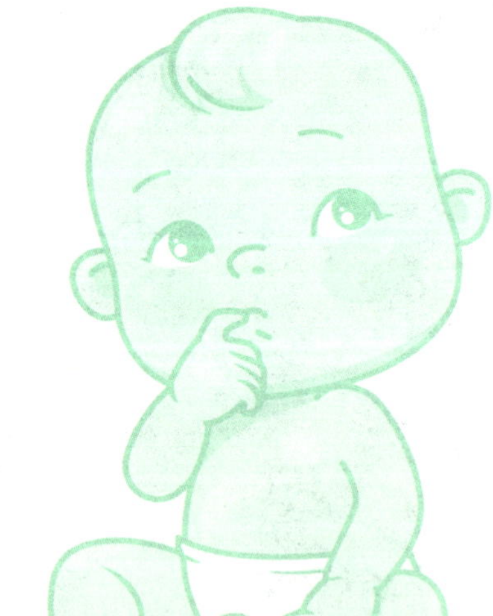

Part 4

肾病综合征患儿养育照护指南

儿童肾病综合征概述

儿童肾病综合征是由于肾小球滤过膜对血浆蛋白通透性增高，大量蛋白质从尿中丢失而引起一系列病理和生理改变的临床综合征。

该病典型表现为大量蛋白尿、低蛋白血症、高胆固醇血症、全身明显凹陷性水肿、尿少或血尿、肾功能异常等。该病是儿童泌尿系统的常见病、多发病，多见于 3 ~ 6 岁儿童，男孩多于女孩。该病病因尚不清楚，易复发和迁延，病程长。治疗过程中患儿由于机体免疫功能低下，很容易因劳累和感染而导致病情复发、加重。

儿童肾病综合征的转归

经过规范治疗，大部分肾病综合征患儿可以治愈，但常常因感染而复发，所以，预防感染、防止复发对患儿的康复尤为重要。

个别患儿可能会出现肾功能衰竭，会对其生长发育带来影响。

有的病例会导致成人期肾功能障碍。

肾病综合征患儿养育注意事项

一、按医生要求用药治疗

家长应带患儿去二甲、三甲医院住院，进行规范治疗，出院后继续用药期间要根据尿蛋白的监测情况来调整治疗方案。

二、合理饮食

1. 低盐、低脂、低蛋白饮食

由于患儿易水肿，所以应限制盐的摄入。患儿肾功能不好，容易出现高胆固醇血症，因此需要限制脂肪摄入，也要限制蛋白质摄入。可根据肾功能情况在医生指导下进行饮食调整，患儿肾功能好时应增加蛋白质摄入。

2. 保证足够能量

碳水化合物（淀粉类食物）是能量的主要来源，可保证患儿正常活动所需要的能量，所以，主食的摄入量一定要有保障。由于低盐饮食，患儿口味不佳，建议家长经常变换烹调方式，以引起患儿对食物的兴趣。要耐心、细心喂养，保证患儿的进食量。可以跟患儿沟通，根据患儿对食物的兴趣来选择食物，使饮食更加符合患儿的口味。

3. 避免食用含钾高的蔬菜水果

如香蕉、樱桃、石榴、桃、鲜枣、哈密瓜、紫菜、木耳、荸荠、毛豆、黄豆、冬菇、芥菜、南瓜、胡萝卜、葡萄、菠萝等含钾高的蔬菜水果要注意控制，防止出现高钾血症。患儿尿量正常时可以适当食用。

4. 加强护理，减少感染

患儿要注意休息，活动量要适度，病情缓解后再加大运动量。要提高患儿抵抗疾病的信心，帮助患儿消除恐惧心理。可告诉患儿：疾病有复发的可能，只要防止感染，复发率就会降低；克服饮食上的困难，坚持好好吃饭，才有能量战胜疾病。

三、要常规补充维生素和矿物质

1. 补充维生素AD

肾病综合征患儿缺乏维生素D是有实验证据的，这是因为肾病综合征患儿肾脏重吸收能力低所致。所以，补充维生素D可作为肾病综合征患儿的辅助治疗规范。

业内专家已达成共识，维生素 A、维生素 D 同补更适合中国儿童。维生素 A 对提高孩子的免疫功能有重要作用；维生素 D 能调整钙的吸收、减少钙的排泄，对保证钙的正常代谢有重要作用。因此，建议长期补充含有维生素 D_3 的维生素 AD，一直补到青春期。这应该成为肾病综合征患儿的常规辅助治疗方案。

2. 补好矿物质

钙、锌对肾病综合征患儿的生长发育起着重要的作用。正常孩子的肾脏对钙的排泄有控制作用，当血清钙低于 2.4mmol/L 时，尿中就不再排钙。但肾病综合征患儿肾脏重吸收钙的能力会下降，加上长期应用激素治疗，可造成钙丢失比较严重，缺钙比较明显。在这种情况下，身体会分解骨头中的钙来补充缺失的血清钙，但仍然不能保证血清钙正常。缺钙会直接影响患儿的睡眠和食欲，以及免疫功能和生长发育，所以补充钙、锌应成为肾病综合征患儿的常规辅助治疗手段。

3. 根据情况补充铁剂

在正常的饮食中，动物肝、动物血可以补铁，但肾病综合征患儿在日常饮食中往往很少吃动物肝脏。建议家长让患儿适当吃动物血补铁。如果患儿通过食物补铁仍出现贫血，要补充铁剂，常规矫正贫血问题。

肾病综合征患儿的疫苗接种

一、可以接种

不使用免疫抑制剂的肾病综合征患儿，在无症状期可以接种各类疫苗。正在使用免疫抑制剂的肾病综合征患儿，在缓解期可以接种灭活疫苗。

二、暂缓接种

肾病综合征患儿发作期应暂缓接种疫苗。

三、建议每年接种流感疫苗

肾症综合征患儿应尽量接种流感疫苗，直到青春期，这对预防感染和肾病复发有重要作用。

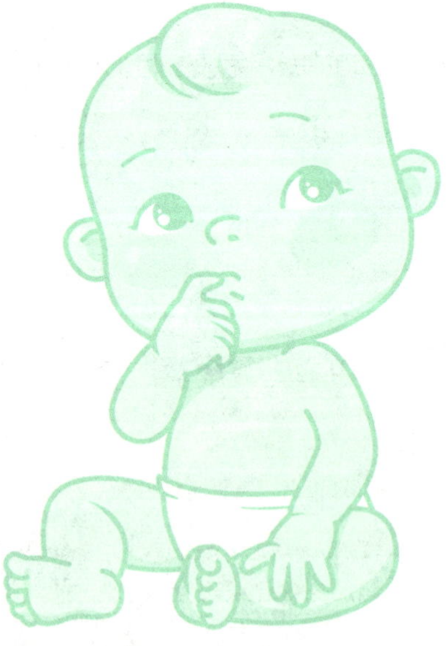

Part 5

性早熟患儿
养育照护指南

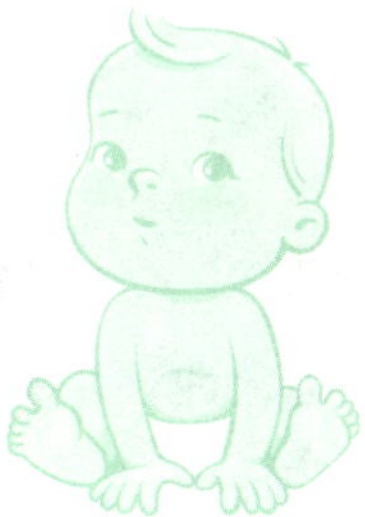

性早熟概述

性早熟是指女孩在8岁前出现第二性征发育，包括乳房发育、长出阴毛、出现月经初潮等；男孩9岁前出现第二性征发育，包括睾丸增大、阴毛出现、阴茎增长等。

性早熟分为三类，第一类为真性性早熟（中枢性性早熟），就是大脑已经分泌足够的促性腺激素，导致性器官发育；第二类为外周性性早熟，又称假性性早熟，是大脑尚未出现成熟的促性腺激素，出现的第二性征不是真正的大脑性成熟；第三类为部分性性早熟，又称为不完全性性早熟。

目前，性早熟发病女孩多于男孩。

性早熟的转归

性早熟是多方面因素引起的，但主要由以下三大因素引起：遗传因素、饮食因素、环境因素。肥胖、不良生活习惯、避孕药的滥用（进食用避孕药饲养的动物肉）都有可能诱发性早熟。真性性早熟需要常规治疗，假性性早熟可通过改变生活环境来解决。患儿经过干预完全可以恢复正常。

总之，诊治性早熟要进行综合分析，切勿滥用激素治疗，以免影响患儿的正常生长发育。

性早熟患儿养育注意事项

一、要严格按照年龄标准来诊断

大于诊断年龄出现的性征改变不能诊断为性早熟。目前，个别医院把 10 岁女孩出现第二性征诊断为性早熟，这是不恰当的。从临床上看，现在女孩月经初潮年龄有所提前，这是多种原因所致，需要我们研究其原因。

二、不能凭单一性特征诊断性早熟

如果女孩在 6 ～ 8 岁出现乳腺萌发，只有乳腺部位出现疼痛，有小结节，但乳头不增大，乳晕不着色，这不能认为是第二性征出现，不能作为性早熟的诊断依据。从乳腺萌发到月经初潮，仍有 3 ～ 5 年时间。应该从饮食习惯和生活习惯查找原因，并针对原因进行干预，不建议用药物治疗。

三、诊断性早熟要结合血清激素浓度、骨龄、身高进行综合评估

如果是中枢性性早熟，血清促性腺激素会升高，骨龄异常，骨龄与身高不一致。举个例子，如果女孩骨龄为 11 岁，身高也达到 11 岁的平均值，只说明孩子的发育水平已经达到 11 岁，这不能轻易诊断为性早熟，还需要进行超声检查，看子宫、卵巢是否增大，如果没有增大，也不能诊断为性早熟。更不建议采用激素治疗，特别是在年龄层面已经不属于性早熟年龄的孩子。

四、注意解决喂养问题

肥胖是诱发性早熟的因素之一。孩子体重超标时，就要通过控制饮食、增加运动来控制体重。尽量不食用可能引起性早熟的动物肉，如人工饲养的鱼虾、短时间出栏的禽类，以及反季节的蔬菜水果等。

可用排序法控制摄入频率过高的食物。除主食外，建议每 3 个月把平时摄入的食物量和频率进行排序，之后可以暂时禁食排在前两位的食物，以此类推，避免个别食物摄入过多对身体带来不良影响。

不建议经常食用西餐厅的鸡翅、鸡腿，要少吃油炸食品、烧烤食物，多吃新鲜蔬菜水果。不建议喝饮料和果汁，包括乳类饮料；更不要吃燕窝、人参、蜂王浆等。

五、做好患儿的心理疏导工作

患儿出现性早熟倾向时，要耐心跟患儿沟通，讲明生理情况，安慰患儿正确对待，跟患儿一起查找有哪些不良生活习惯，纠正患儿的不良行为，特别是不良的饮食习惯，并观察效果，坚定患儿纠正不良饮食习惯和行为的信心。

六、维生素和矿物质的补充

实验表明，维生素 D 缺乏和不足与性早熟有一定的相关性。推荐患儿补充维生素 AD，一天吃一粒，直至青春期。患儿如有缺钙表现，应同时补钙。

性早熟患儿的疫苗接种

一般诊断为性早熟的患儿已超过 3 岁，他们已经常规接种过疫苗，后续按正常程序接种疫苗即可。

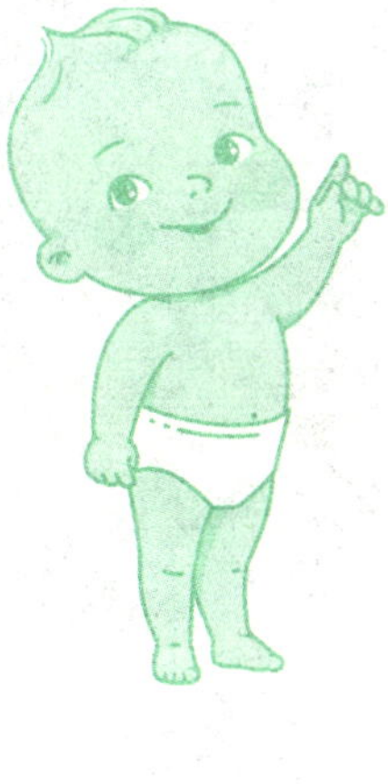

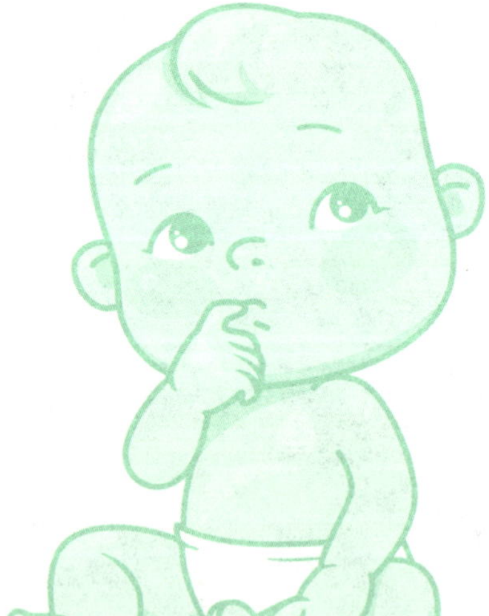

Part 6

矮小症患儿
养育照护指南

矮小症概述

矮小症又称侏儒症，是遗传、代谢性疾病、内分泌异常、骨发育障碍、营养不良等导致的生长发育障碍，表现为生长缓慢、身材矮小。同种族、同性别、同年龄的儿童身高低于 2 个标准差以上或者身高在第三百分位及以下（倒数第三）者应怀疑患有矮小症。

另外，过早肥胖也会造成身高偏矮。除身高标准外，诊断矮小症还需要考虑孩子智力、运动发育是否正常，以及有没有其他并发症，要进行综合性检查方可诊断。

要防止为了使用生长激素而放宽矮小症的诊断标准。

矮小症的转归

如果孩子没有骨骼问题或遗传代谢性疾病，只是有家族性问题或者营养性问题，且骨骼发育正常，身高虽然偏矮但在正常范围，这种情况对孩子日后的生活、学习和工作不会造成影响，孩子照样可以成为社会有用之才。身高在百分位 3 ～ 15 的偏矮人群，可通过营养、运动干预使身高尽量达到正常范围。大部分矮小症在合理营养、运动干预后，都能长到合适的身高。

人的身高与遗传、性别、营养、运动、疾病等因素有关，只要身高在正常范围，不建议用生长激素刺激身高发育。

矮小症患儿养育注意事项

一、诊断矮小症必须查明患儿身高不长的真正原因

因为矮小症是症状诊断，就是根据身高来诊断，因此，只有明确病因才能有针对性地治疗，才能够真正解决问题。不支持不明病因就选择生长激素治疗。

二、根据儿童生长发育规律，检测体格发育情况

通常新生儿出生时身长约 50 厘米，第一年长 24 ～ 28 厘米，第二年长 11 ～ 12 厘米，2 岁以后每年

长 5 ～ 8 厘米，按每年长 7 厘米，2 ～ 12 岁的基本身高计算公式为：身高（厘米）= 年龄（岁）×7 + 77。

5 岁以内体检时，要注意监测身高曲线图，看看曲线走向是否在正常区域，及早发现问题，防止孩子出现身高偏矮。

三、合理喂养，促进孩子生长发育

临床实践已经证实，随着我国人民生活水平日益提高，儿童的平均身高得以大幅增加，这说明营养对孩子的生长发育有着极其重要的作用。目前，温饱问题基本得以解决，更多家长开始关注膳食营养的问题。家长要重视 6 个月内纯母乳喂养，6 个月后要及时添加辅食，要注意培养孩子良好的饮食习惯，实现营养均衡，注意增加含钙食物的摄入。往往矮小症患儿和偏矮儿童都会出现喂养问题或者饮食习惯问题，应该及时纠正。

四、注意维生素 AD 和矿物质的补充

这个问题非常重要，因为维生素 AD 和矿物质等营养素会直接影响孩子的精神状态、睡眠、饮食等，从而影响孩子的生长发育。这个问题不是老生常谈，而是基本的养育知识。

1. 注意常规补充维生素 AD

维生素 AD 同补适合我国儿童现状，这是专家共识。维生素 AD 中的维生素 D 应该是维生素 D_3。维生素 AD 可以常规补充至青春期。

2. 注意钙的补充

钙的生理功能很重要。在孩子的早期发育中，钙对骨骼生长和神经肌肉的功能发育起到非常重要的作用，缺钙的孩子易出现烦躁、爱哭闹、多汗、睡眠不好等问题。补钙需要较长时间才能有效果，因此，身高偏矮或

者诊断为矮小症的患儿要长时间补钙，常规补钙不会出现钙超标现象。

3. 注意锌的补充

锌对人体中的许多激素、活性因子、免疫因子有着调节作用，是孩子生长发育中重要的矿物营养素之一。所以，孩子身高不达标时，应该考虑补充锌。

4. 注意铁的补充

铁是血红蛋白和肌红蛋白不可缺少的功能成分，在神经系统发育中有着重要作用，胎儿期和婴幼儿期缺铁会直接影响到孩子的神经发育，造成大脑发育障碍。

所以，孕妇和婴幼儿要避免缺铁，如果血红蛋白低于正常值，就应该通过食物补铁或适当补充铁剂。偏矮的儿童一定要检测血红蛋白和血清铁，根据情况予以补铁。

五、适当运动促进身高增长

运动可以促进儿童身高增长已经成为公众的共识，因为运动可以促进血液循环，加快身体的代谢。因此，身高偏矮的儿童每天应有1小时的出汗运动，包括跑、跳、打球、有拉伸的引体向上等，4～6岁的孩子晚上可以进行双手摸高训练，每次练习5～10分钟。要记住一点，运动要持之以恒。

六、要考虑家族遗传问题

家族遗传对儿童身高影响很大，父母的身高可直接影响孩子的身高。用父母的身高推算孩子成人期身高有一定的参考意义。推算孩子身高具体计算公式为：

男孩成人身高＝（父亲身高＋母亲身高）×0.54

女孩成人身高＝（父亲身高×0.923＋母亲身高）÷2

误差为 ±3 ~ 5 厘米。例如父亲 160 厘米，母亲 150 厘米，男孩身高 =（160 + 150）×0.54=310×0.54=167.4 厘米；女孩身高 =（160×0.923 + 150）÷2=297.68÷2 =148.84 厘米。

按计算结果可以推算，男孩身高在 164.4 ~ 172.4 厘米；女孩身高在 145.8 ~ 153.8 厘米（结果取小数点后一位）。

这是按遗传推算出来的结果。在遗传因素条件下，家长在养育过程中注意营养均衡和适当运动，减少疾病的影响，孩子的身高还可能在遗传基础上增长 5 厘米或以上。

七、要注意监测骨龄变化情况

人的年龄往往是以出生年月日来计算，我们称之为生活年龄。骨龄，也称生物年龄，是用来预测儿童的身高，以及判断孩子的发育情况。骨龄代表着孩子发育的实际年龄，可用于判断身高是否还能增长，是否已经进入青春期，还可以发现某些疾病。所以，当身高偏矮或者要诊断矮小症时，必须做骨龄检测，用骨龄来帮助诊断。检测骨龄也可以判断身高干预效果。

临床上有一名 32 岁的男性测骨龄发现，其骨龄与 14 ~ 15 岁孩子的骨龄相当。使用激素治疗 2 年后，该男子身高从 146 厘米长至 161 厘米，这说明骨龄检测是非常重要的。

那么，我们该如何正确理解骨龄呢？

1. 正常骨龄

骨龄与生活年龄相差小于 1 岁。

2. 需要关注的骨龄

骨龄与生活年龄相差 1 ~ 2 岁，可能与营养或者运动不足有关。

3. 骨龄异常

骨龄与生活年龄相差 2 岁及以上，可能与遗传、疾病等因素有关，需要查找原因，针对原因进行干预。

4. 其他

骨骺的形态、籽骨是否出现。

八、生长激素应用的误区

生长激素必须经医生综合判定后才能使用。关于使用生长激素往往存在以下误区。

1. 为让孩子达到期望身高而要求使用生长激素

有的家长觉得孩子身高不理想，或者想让孩子将来从事对身高有要求的职业，于是去医院请求医生为孩子使用生长激素增高。这种做法是错误的。孩子的身高受到多种因素影响，也是身体内分泌协调的结果，在孩子正常生长发育的情况下用生长激素，会影响孩子的内分泌代谢，身高可以增长，但内分泌系统的平衡被破坏，不利于孩子的整体发育。

2. 生长激素越早用越好

5 岁以下的孩子身高往往受营养影响较大，特别是偏食和缺钙的孩子，经常烦躁不安，睡眠不好，这些因素可能直接导致孩子身高不达标，化验时会显示生长激素偏低。这个年龄应该考虑营养问题，调整孩子的饮食结构，合理补充营养，不建议使用生长激素，以免影响孩子遗传信息的表达。过早、不恰当地使用生长激素还有可能使骨骺过早闭合，影响长骨的正常生长发育。

3. 缺乏综合评估，要求使用生长激素

当家长发现孩子身高比对照标准矮 2 ～ 4 厘米时，要去医院进行综合评估，找出原因。如果是疾病原因引起的矮小要及时治疗，如果没有疾病，就应该调整饮食结构，做到膳食均衡，补充钙、锌、铁等矿物质，观察效果，如果一年身高增长 5 厘米及以上则属于正常，不建议使用生长激素。

矮小症患儿的疫苗接种

矮小症患儿可以正常接种疫苗。鉴于这类孩子往往营养不均衡，抵抗力差，容易感冒，所以建议每年接种四价流感疫苗一次。另外，婴儿期没有接种 13 价肺炎疫苗者，建议接种 23 价肺炎疫苗。

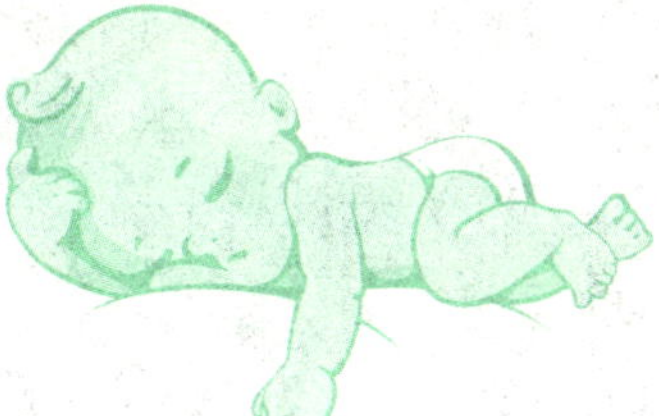

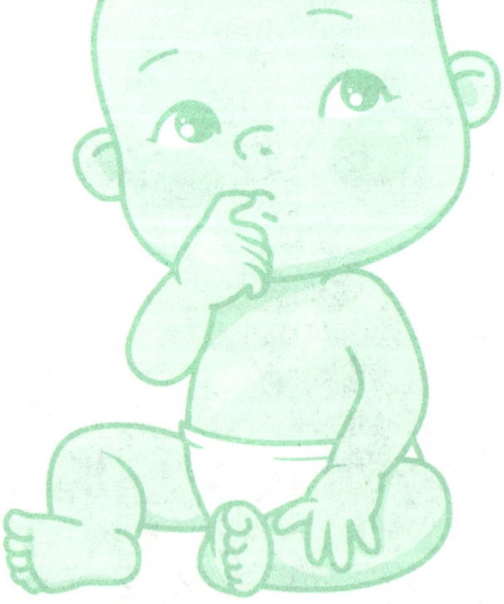

Part 7

孤独症患儿
养育照护指南

儿童孤独症概述

儿童孤独症又称自闭症，是以社会交往障碍、沟通障碍、局限的兴趣、刻板与重复行为、感知觉异常为主要特征的广泛性发育障碍疾病。该病可能是基因突变、遗传、环境相互作用导致的结果。目前，把非典型孤独症、孤独症和阿斯伯格综合征三种广泛性发育障碍统称为孤独症谱系障碍。孤独症谱系障碍包含一些外围症状，比如消化系统、免疫系统、感觉系统等方面的问题，这些问题对人的感官干扰很大，造成患儿各种各样的怪异行为。他们往往存在感觉异常，表现为痛觉迟钝、对某些声音或图像特别恐惧或喜好等；存在便秘、尿频或小便失控、消化不良和营养偏差、皮肤易生湿疹、易感冒、睡眠障碍等；其他常见行为包括多动、注意力分散、发脾气、攻击、自伤等。孩子出现这些行为应该引起家长的重视。

近年来，环境对孩子的心理行为发育产生影响呈明显上升趋势。由于电子媒介（手机、电视机、游戏机、平板电脑）功能强大，很多家长把大量的时间用在使用电子设备上，他们希望孩子自己活动，不要哭闹，忽视了对孩子的照护。他们的行为导致在客观上对婴儿存在忽视现象（1岁以内缺乏口语沟通和启蒙），1～2岁孩子出现手语表达时期，缺乏对孩子手语到口语的引导，造成孩子的口语发育落后，出现沟通障碍。孩子在家可以用手与家人沟通交流，但在外面不愿意与他人用口语沟通，到医院检查评估时，会出现交流障碍，用量表检测评分低，往往以此诊断为孤独症。这是一类以口语发育障碍为主的特殊孤独症，非常值得我们重视。

儿童孤独症的转归

孤独症患儿智力不一定低下，有的可能是天才，大部分智力正常。如果能够做到早筛查、早诊断、早干预，康复效果会很好。大约 9 个月大的婴儿就可以进行筛查。较简单的筛查方法是，凡孩子出现不看、不应、不指、不说等“四不”现象就应该高度重视，需进行必要的进一步检查评估，做到早期干预。

如果确定孩子有孤独症倾向，就应该尽早通过系统化、个性化的医疗机构干预和家庭共同参与、长期高强度的康复训练，使患儿的认知水平、语言沟通能力、社会适应能力和社交技巧基本达到正常水平。

需要注意的是，孤独症患儿的预后跟以下因素有关。

第一，孤独症要早发现（6 岁之前）、早干预。对于轻度和智力正常或者接近正常的孤独症患儿越早发现、越早干预，预后越好。所以，2 岁以下孩子在以下不同月龄出现相关问题应引起注意。

① 6 个月的宝宝不能被逗乐，没有咯咯大笑，眼睛很少注视人。

② 10 个月的宝宝听力正常，但对叫自己的名字没有反应。

③ 12 个月的宝宝没有发出咿咿呀呀的声音，不会发爸、妈、爷、奶等单音，不会用手示意，目光不追视动作。

④ 16 个月的宝宝不会用词汇表达意思，对口语没

反应，对人讲话不理睬。

⑤ 24 个月的宝宝不会用句子与人交流。

⑥任何年龄阶段出现语言功能倒退或者社交技能倒退。

第二，语言发育诊断越早（3 岁前），发现问题越快，尽早进行语言康复效果越好，年龄超过 3 岁，语言康复效果较差。

第三，病情严重程度及智力水平与预后有着正相关关系。

第四，与伴发的疾病有关联。孤独症患儿如果有遗传性疾病，其预后会更差。

第五，康复训练越早、训练越规范、训练持续时间越长、家长配合越好，则康复效果越好。

临床经验证明，只要家庭成员一起努力，及早、耐心、规范、持续进行康复训练，绝大部分（特别是语言发育迟缓型）的孤独症患儿都可以正常生活。个别患儿有严重的沟通障碍、局限性兴趣、重复刻板行为等，康复效果较差，但经过康复训练，生活能力也会得到提高。

孤独症患儿养育注意事项

一、孤独症患儿的养育原则

1. 同情

患儿所有的表现都不是故意的，这种结果与父母启蒙、引导有直接的关系，应该同情孩子。

2. 接纳

患儿需要大人的帮助才能走出低谷，拥有正常的生活。

3. 沟通

患儿出现沟通缺陷，大人要主动与患儿沟通。

4. 肯定

不管患儿做什么事都有他的想法，都值得肯定。

5. 鼓励

患儿每做完一件事都要鼓励，表扬他很棒，使患儿感觉到愉悦、兴奋、有动力。

6. 引导

根据实际情况告诉患儿成功在哪里，如果能这样做，可以给患儿指明努力的方向。

7. 耐心

由于患儿口语沟通能力差，很难达到家长满意的效果，家长要做到不急不躁、持久付出，让孩子有一个愉悦的心情。

二、认真做好婴儿听力筛查，确定听力是否正常

孩子出生时产科已经做了听力筛查，三个月婴儿如果出现对声音没有反应，或者不看人的动作，一定要再做一次听力筛查，确认听力是否正常，排除孩子是否因为听力问题对声音没有反应。

三、早期语言开发是预防孤独症的重要措施

孩子语言发育的关键期是3岁以内，而语言发育的敏感期是1岁以内。发展语言最佳的方法是母婴口语沟通。妈妈在白天孩子清醒时，面带微笑，温和地与孩子沟通，激发孩子对声音的兴趣，逐步使孩子理解大人的语言，从而刺激语言中枢的发育，孩子早期出现咿咿呀呀的学习语言行为，是在为其以后的语言发育和口语交流奠定基础。家长还应该用朗读、卡片认知、讲故事等语言刺激方式，每天在孩子清醒时不断训练，从而启蒙

孩子的语言。

四、对孤独症患儿要进行分类康复训练

根据孤独症患儿年龄不同、智力水平不同、语言能力不同采取分类重点干预。

1. 语言发育迟缓型孤独症患儿的康复训练

这类患儿一般智力正常，每次做事情有明确的主题，平时能够用手的动作示意他要什么，有准确的手语沟通模式，但是不讲话，或者没有眼神对视，家长用语言无法调动孩子。这类患儿也有可能出现攻击人的行为，患儿出现攻击行为往往是在其表达某种意思不被他人认可的情况下。另外，这类患儿没有重复、刻板、局限等核心症状。在某三甲医院 2017 ～ 2021 年门诊就诊的孤独症人次数中发现，就诊的孤独症患儿年龄集中在 2 ～ 4 岁三个年龄组，这个年龄段应该是语言成熟年龄，

说明语言发育迟缓型孤独症占大多数，5 年门诊数据表明，就诊人次明显增加的年龄 60% 集中在 2 ～ 4 岁，并有逐年上升趋势。

语言发育迟缓型孤独症患儿数量不断增加，这些孩子大多智力正常，只要口语训练好，患儿就能正常讲话沟通，就能正常生活。因此，重视语言康复应当成为此类孤独症的重点。具体做法如下。

（1）营造家庭口语环境

所有的家庭成员每天都要用口语与患儿沟通，无论患儿是否有回应，大人都要坚持开发患儿的口语。

（2）卡片训练法

首先是动物、植物认知，然后分辨哪种动物厉害，哪种动物头上长角，哪种动物会在水里游，哪种动物会在天上飞，接着可以认识各种果子的大小、颜色、酸甜等，目的是利用卡片营造口语沟通环境，要求家长不断讲，患儿会自然倾听，家长可采用疑问方式促使患儿应答。如果患儿还没有进入开口说话阶段，大人应采用自问自答的方式熏陶患儿。比如，家长可以这样说："这是什么动物？老虎。老虎厉害吗？厉害，它是百兽之王。"也可以在家里打造游戏环境跟患儿玩。

（3）朗读训练法

家长每天要有一定的时间给患儿朗读，最好是唐诗宋词、儿歌等。不要求患儿跟读，因为患儿会在听声音时看口型，所以要求朗读者适当放慢速度，注意口型，不求很复杂，可根据患儿的兴趣程度增减朗读内容。朗读的内容可以重复，以激发患儿兴趣为主。患儿在听朗读时，不但感受声音的刺激，更重要的是可以模仿口型，有利于口语发育。

（4）数字训练法

大人用各种颜色的海洋球教患儿数球，用塑料果教患儿数果。大人表演数字的合并和分解，目的是通过游戏引导患儿逐步开口，也让患儿认知数字的合并和分解的意义。

（5）讲故事训练法

语言发育迟缓型孤独症患儿的思维正常，他们对大人讲的故事应该会感兴趣，所以家长应每天抽出时间给患儿讲故事。为了刺激患儿的口语表达，要在故事中设定问题，要求患儿回答，比如，可以这样问孩子：“小兔子喜欢吃什么呀？吃萝卜青菜，是吗？”以刺激患儿语言中枢，使患儿产生回答的欲望。这是开发口语的良好形式。

（6）生活照料和生活体验中的语言开发

每天在护理患儿吃喝拉撒睡时，都要用语言沟通，告诉患儿在做什么，在做事的过程中要注意什么。年龄大一点的患儿喜欢跟着大人做家务，家长要引导患儿体验做家务的快乐，并跟患儿谈感受。家长通过口语不断跟患儿沟通，逐步引导患儿使用口语。

（7）注意集体环境中的口语开发

由于患儿口语尚未成熟，他们通常不愿意跟小伙伴们一起玩，或者在玩耍时经常有攻击他人的行为。家长要鼓励患儿去跟小伙伴玩，并在场协调，用口语帮助患儿与小伙伴沟通，让患儿逐步融入玩耍的集体环境，使患儿感觉到与小伙伴玩耍的乐趣，促进患儿口语沟通能力的开发。

（8）从手语向口语引导的训练

语言发育迟缓型孤独症患儿往往手的表达动作很好，能够通过手语表达自己的诉求，但家长往往忽视了口语引导，只满足患儿的要求。患儿用手示意要某种东西时，家长不能没有用口语引导就顺手把东西给患儿，因为患儿用手沟通得越好，越不愿意用口语，这是这类孩子目前普遍存在的问题。解决问题的方法是，当患儿用手表达意愿时，家长应这样问患儿："你想要什么呀？你拿它去做什么呀？我拿给你好吗？"当患儿用手指着门外方向，大人知道他想去外面玩，就问："想去玩是吗？今天想去哪里呀？我们需要带什么东西呀？"患儿的一个手势，家长可以通过三五句话去引导患儿，比如，问问患儿想要什么，想做什么，是这样吗，等等。用这种引导模式才能让患儿逐步知道用口语表达，口语发育才快。这是对这类孤独症患儿训练的非常重要的措施。

(9) 避免电子媒介使用引起的不良影响

电子媒介包括手机、电视机、电子游戏机、平板电脑等。过早、过长时间的屏幕暴露会影响患儿的视力，还影响患儿的智商发育，特别是让患儿单独使用电子产品，影响更大。有研究结果显示，6 岁以内每天屏幕暴露始终控制在 1 小时以内的儿童，认知和心理发展水平最好。如果在婴幼儿阶段早期就出现较多的屏幕暴露，即使后来屏幕暴露时间有所下降，仍然可以对孩子产生显著不良影响。患有自闭症的孩子长时间使用电子媒介，虽然消耗很多时间，能够让他安静，但没有口语沟通，对口语发育极为不利。建议 1 岁以内的患儿一天接触电子媒介累计不超过半小时，1 岁以上患儿一天屏幕暴露不超过 1 小时，并应由大人陪同讲解。

（10）避免强行命令患儿讲话

很多 2 ～ 3 岁患儿的家长不理解为什么孩子不会讲话，情急之下就会命令患儿讲话。比如，在患儿想吃包子的时候，大人命令患儿：“你说包子就给你吃，不说就不给吃。”这种情况下，患儿宁愿不吃也不会说“包子”二字，越用命令的方式，患儿越逆反、越不讲，更不愿意跟大人再沟通，对口语发育非常不利，应该避免。

此类型孤独症患儿一般经过规范口语训练3～6个月后，口语发育成熟，能够流利应用口语交流，基本可以融入正常生活和学习。

2. 智力低下和伴有其他疾病的孤独症患儿的康复训练

此类型孤独症患儿有重复、刻板、局限等核心症状，康复训练的效果比较差。针对这种类型的患儿，应该进行以强化认知为主的综合性康复训练，包括认知训练、语言训练、运动训练、感觉统合训练、物理治疗、情景模拟训练等。具体训练方法如下。

（1）确认孤独症患儿的视力是否异常，若存在异常应及时进行治疗

孤独症患儿视觉系统失调的具体行为表现包括：

①即使常看到的东西也会害怕。

②喜欢斜眼看东西。

③喜欢看手发呆。

④喜欢将物品排队。

⑤喜欢看风扇或其他转动的东西。

⑥阅读或抄写时容易跳行或跳字，写半边字。

⑦观察物体时喜欢将物体拿到离眼睛很近的地方。

⑧喜欢看色彩艳丽和变化较快的广告。

⑨喜欢躲在较阴暗的角落。

⑩喜欢坐车，对窗外快速移动的物体非常着迷，做事丢三落四。

（2）确认孤独症患儿的听力是否异常，若存在异常应及时进行治疗孤独症患儿听觉系统失调的具体行为表现包括：

①常会掩耳朵或者压耳朵。

②不讨厌尖锐的声音。

③特别害怕听到某些声音。

④固执地喜欢某些特定的音乐。

⑤喜欢无端尖叫或自言自语。

⑥有时对很小的声音感兴趣。

⑦听而不闻，容易注意力分散。

（3）加强孤独症患儿的认知训练

认知训练是这类孤独症患儿的康复训练重点，训练时家长要有耐心，而且反复训练才有效果。认知训练具体包括：人体五官认知、动物认知、植物认知、常用物品认知、物品形状认知、数字认知、颜色认知、动物声音识别。

(4) 强化语言表达训练

由于这类患儿往往智力低下，他们词汇量不足，并缺乏对词汇的准确应用，因此进行语言表达训练应该成为每天认知训练的主要内容。比如，家庭成员的称呼(进行“我”“你”“他是谁”等训练)、特指物品（问患儿“这是什么”)、日常生活要求等，通过长时间训练逐步满足日常对话的需要。

(5) 训练患儿与他人沟通

手势表达交流是患儿口语发育前的沟通需要，孤独症患儿还未掌握口语沟通时要训练手势沟通，用患儿的手去指动物、植物、水果、五官等，用患儿的手来表达我的、你的东西，使患儿能够掌握用手表达需求。患儿具备手势沟通能力后再通过口语训练逐步实现合理交流模式。

（6）用游戏互动方式来消除重复刻板行为

这类孤独症患儿都有重复刻板行为，很难纠正。为了尽可能减轻或消除重复刻板行为，先确定患儿重复刻板行为与哪些事物相关联，用关联事物与患儿做游戏，转移患儿的注意力。患儿开始会很抗拒，家长要有耐心，刚开始训练时不要要求立即有效，只要患儿愿意互动即可。在训练时要不断鼓励患儿，使患儿能够配合。

（7）训练患儿的生活自理能力

吃饭、穿衣、洗脸、刷牙、洗澡、上厕所是最基本的生活技能，要好好训练，从幼儿期（1 ~ 3 岁）开始训练，做到样样过关，从生疏到熟悉，逐步实现自理。让患儿掌握生活自理能力是重要的训练目标，实现目标既可以让患儿的生活质量提高，又减轻了家长和社会的负担。

（8）训练患儿的动手技能

这是精细动作的训练，可以从撕纸开始。首先把A5纸片交到患儿手上，教患儿撕，然后训练捡东西到指定位置，接着可以手把手教患儿描红、画线、画三角形、画正方形、画长方形等，掌握了这些才有训练写字的可能。如患儿有进步，可以学习折叠，使患儿手的精细动作和专注力同时得到提升。

五、喂养要求

孤独症患儿一般饮食不会受到影响，正常喂养不会有问题，注重饮食营养的均衡即可。细心、耐心喂养可作为患儿康复的辅助措施，只有营养均衡，患儿体格发育好，康复训练才会更顺利。

六、常规补充维生素和矿物质

营养素的均衡会使孤独症患儿的睡眠更好，精神状态更好。所以，建议每天补充维生素 AD 一粒，常规服用至青春期。每天补充钙，服用至成人。

七、孤独症患儿的综合康复要求

建议常规到定点医疗机构进行规范化康复，包括借助康复器械、理疗器械的康复训练，但医疗机构每天进行康复训练的时间比较短，所以家长不能依赖医疗机构的康复训练，要根据要求进行家庭康复训练，只有这样才能收到更好的康复效果。

八、孤独症患儿要正常进行健康体检

家长要按照保健医生的要求按时带患儿进行常规体检，根据体检情况评估患儿的体格和智力发育情况。但不要太在意智力的评估分数，不要让分数影响积极性，只要家长感觉孩子有进步就行，要坚信通过努力，患儿肯定会好转，患儿的未来要靠家长的努力。同时，要重视患儿的体格发育是否达标。

九、孤独症患儿处理误区

儿童孤独症是儿童期广泛性发育障碍疾病，确实需要引起家长足够的重视，但是目前在处理上仍有误区。

1. 家长过于恐惧

家长听到孩子患上孤独症，就认为一切都完了，孩子从此就好像得了不治之症，认为孩子毁了，家庭也毁了。这种想法是错误的。对于一种疾病的诊断不是买卖的一锤定音，要看孩子的智力、能力，要对孩子进行综合评估，然后根据孩子的情况进行针对性的训练，很多孤独症孩子是可以正常生活的。

2. 逃避现实

由于孩子出生后大人没有进行语言的早期开发，认为孩子说话是水到渠成的事情，等到 2 岁多孩子还不讲话，着急了，但又不承认是自己的疏忽，当医生诊断孩子患有孤独症后感觉如释重负，自我安慰不是自己不努力，而是孩子有病。家长要正视孩子的病情，按照医生的嘱咐尽早干预，让孩子通过训练得到较为满意的康复效果。

3. 用足够的钱，把孩子的一切交给医疗机构

孩子确诊后，家长应该考虑如何在家中与孩子沟通，因为孩子在家的时间长，跟家人熟悉，容易沟通，对疾病的转归效果更好，所以，要与医疗机构配合对孩子进行有效的训练，而不是花钱把孩子全权委托给医疗机构。

4. 家长感觉没有能力训练患儿

家长认为孩子患病自己不具备训练患儿的能力，把希望全部寄托在医疗机构。

孤独症患儿的疫苗接种

孤独症患儿可以与正常儿童一样，正常接种所有疫苗。

建议孤独症患儿每年接种流感疫苗，预防感冒，一直持续至青春期。

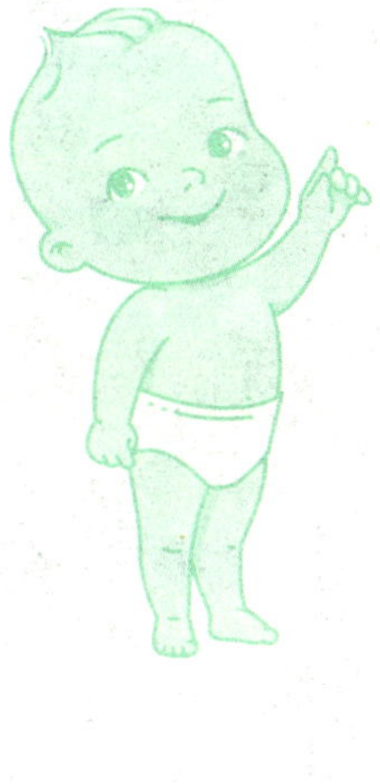

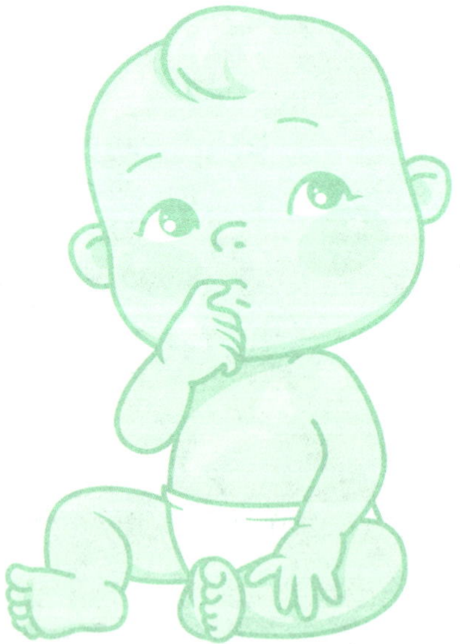

Part 8

注意缺陷多动障碍患儿养育照护指南

注意缺陷多动障碍概述

注意缺陷多动障碍又称多动症，是儿童期常见的心理障碍性疾病。患儿平时表现与年龄、发育水平不相符，表现为注意力不集中或者注意时间短、活动过度和冲动，常伴有学习困难、品行障碍和适应不良。患儿常在学龄前起病，呈慢性过程。

由于患儿静不下来，造成学习障碍，常引起老师、家长不满意。个别有攻击倾向的患儿，跟同学关系有些紧张。该病常明显影响患儿的学业、身心健康和社交能力，极个别患儿成人期的家庭生活会受影响。

注意缺陷多动障碍的转归

注意缺陷多动障碍目前没有明确病因，研究表明可能与遗传、环境（家庭环境、学校环境）、心理行为、大脑发育、孕母（感染、中毒、营养不良、服药、饮酒及吸烟、产时造成脑损伤、早产儿）、重金属中毒（铅、镉）、微量营养素缺乏等因素有关。

该病的病因不同、干预时间不同，治疗效果也大不相同。大部分没有大脑实质性病变的多动症患儿经过治疗可基本治愈，能正常生活和工作。有的孩子特别聪明，病症纠正后成绩突飞猛进，到成人期能有所成就。

目前，特别要重视临床上出现的因矿物质营养素

（钙、锌）不足或缺乏引起的多动症。这种类型的患儿也有注意力不集中的特点。有个别患儿还存在攻击行为，但他们没有脑神经问题，每天做事情有主见、有目标，能基本完成规定的任务，比如认字、写字、数学运算等。他们平时能配合家长很好地完成任务，只是较一般孩子好动。这类患儿持久、规范地补充矿物质营养素就可完全治愈，是治疗效果最好的一类多动症。因此，家长要重视这类患儿，不要延误治疗，以免错过最佳治疗时机。

注意缺陷多动障碍患儿养育注意事项

一、注意缺陷多动障碍患儿的家庭治疗原则

1. 理解

要相信患儿不是故意多动的，他是因为某种原因无法静下来而已，不能认为患儿的行为是故意跟大人作对。

2. 尊重

不要当众揭孩子的短，不要强势教育，去除“棍棒之下出孝子”的传统，要尊重患儿，平时与患儿要平等沟通。

3. 接纳

要处处关注、关心患儿，不要孩子一做错事就认为他一无是处，更不要排斥孩子。家庭成员应该经常跟患儿在一起玩，并适当满足患儿的需求。

4. 互动

家长要经常找话题与患儿进行口语沟通，找一些患儿感兴趣的游戏一起玩，跟患儿做一些有意义的活动，有条件的家庭还可带孩子参观科技馆、博物馆，并引导患儿谈感想。也可以引导患儿开展室外活动，跟患儿做一些有意义的互动活动，让患儿放松心态。

5. 肯定

对患儿的优点要及时给予肯定，不要总是责骂、指责孩子，更不能拿孩子的短处与别的孩子长处相比，以此证明自己的孩子不好。

6. 鼓励

用褒奖的语言鼓励患儿，比如，可以这样对孩子说："你活泼可爱、目标感强，真是我的好孩子。""你是爸爸妈妈的好孩子，在新的一年里，爸爸妈妈希望你能多自觉学习，用实际行动去实现你的理想，成为有用之人。"

有些多动症患儿比较聪明，理解能力强，家长不要把孩子一些不合理的行为看成故意捣蛋。只要家人能够通情达理，从内心接纳孩子，愿意为孩子付出，再加以科学引导，患儿一定会慢慢改变，逐渐走出低谷，正常地去生活学习，也许日后还会有所作为。

二、重视营养素的补充和重金属对孩子的影响

建议已确诊为多动症患儿的家长带孩子检测血清25-羟维生素D、血清钙、锌、铁和重金属（铅、镉）。

因为维生素 D 不足和缺乏会造成钙代谢异常，血清钙会偏低（低于 2.4mmol/L），从而引起注意力不集中。重金属过高时患儿也会出现注意力不集中的症状。

三、建议补充维生素 AD、钙、锌等营养素进行辅助治疗

《中国儿童维生素 D 营养相关临床问题实践指南（2022 版）》明确指出，补充维生素 D 应从新生儿持续至青春期。专家推荐补充维生素 AD 适合我国现阶段儿童的实际情况。

少年儿童血清 25- 羟维生素 D 检测结果说明与多动症发病年龄高度相关。在多动症就诊人次中，就诊年龄集中在 6 ~ 10 岁（80% 以上）。而同期的血清 25- 羟维生素 D 检测结果从 6 岁组开始，结果表现为不足和缺乏升至 50%，10 岁组升至 65%，这说明维生素 D 不足和缺

乏比例与多动症就诊年龄有相耦合现象，这从理论上说明维生素D不足和缺乏会通过钙的代谢异常而影响孩子的神经系统。临床病例也证实补充维生素AD和钙有助于多动症孩子的康复。

四、抗多动症的药物使用问题

目前抗多动症的药物有中枢兴奋剂哌甲酯（利他林）和非中枢兴奋剂托莫西汀，认为用于治疗多动症有一定疗效。建议用药前先考虑患儿智力是否正常，做事情是否有主题，思维是否正常，是好动还是无意识多动。要综合考虑上述因素，如果患儿还有攻击性，可考虑用药治疗，否则不建议用抗多动症的药物治疗，优先补充维生素AD、钙、锌，再加以行为矫正训练对患儿进行干预。

五、好动型多动症患儿的训练方法

这类患儿智力好，能做一些事情，但不能安静，好像有使不完的劲儿，被老师贴上调皮捣蛋的标签。这种类型患儿的矫正原则为：投其所好、游戏互动、方法多种、耗其时间、让其表现、尽量鼓励。具体矫正方法有以下几种。

1. 平衡训练法

具体训练内容有单腿独站、用乒乓球拍运送乒乓球、双手倒立、模拟行走独木桥。这些训练可提升患儿身体的平衡性，提高患儿的专注力。

2. 抛球训练法

将乒乓球、海洋球抛进特定的篮子里。这种训练可以考验患儿的耐心。还可以让患儿用篮球投篮，训练运动协调性。

3. 语文训练法

这种训练就是玩文字游戏，可使患儿的大脑更活跃，加强记忆力发展，对好动的患儿非常有用。注意该训练家长一定要参与。

（1）构字、构词法

家长每天给患儿写一两个偏旁，让患儿补充另外一半构成字，越多越好。患儿构成字后，让他用构成的字构词，越多越好。

（2）造句法、短文训练法

让患儿用构成的词造句，从一个词造句到多个词造句。用 3 ～ 5 个及以上的词造句就可以写成短文，这是学习语文的好方法。

（3）朗读训练法

要求家长每天与患儿一起朗读，朗读时要有感情，朗读流畅后逐步训练口型，使每天的朗读变得更加规范。

（4）文字、诗歌接龙法

这类患儿大脑思维比较灵活，用这种训练方法可以更大程度地激发患儿的思维能力。训练要求家长与患儿互动，用同音、谐音玩词语接龙游戏，也可以把数字、季节、动物等作为接龙主题词，进行诗歌接龙。例如，数字主题接龙，要求诗歌中必须含有数字，此方法能够训练患儿大脑的反应能力。这样的接龙游戏使患儿的记忆能力得到锻炼，不但对患儿的语文学习有帮助，对患儿的专注力提升也有很大作用。

（5）积木游戏训练法

这类患儿动手能力比较强，家长要因势利导，除了带孩子按说明书示意图搭好积木图形，还要指导患儿理解不同结构的关系，引导患儿发挥想象力，自己搭出新的积木图形，并讲一讲自己的创意思路，让患儿主要思考，提高应变能力。

由于这类患儿不听话，有的家长经常嫌孩子烦，不愿意接纳患儿，甚至疏远患儿，这是非常不好的。家长要亲近患儿，接纳患儿，引导患儿，要经常跟患儿沟通，了解患儿的想法，结合各种训练方法，促进患儿各种能力的提高。基于一系列干预，患儿的情况会有不同程度的好转。另外，家长要经常使用鼓励的语言，比如你真棒、你能行、什么都难不倒你、假如你能这样会更好、胜利在向你招手，等等。这样才能帮助患儿更好地树立自信心。

以上综合性训练要贯穿到每一天的生活中，既能迎合患儿的好动心理，又便于家长与患儿沟通，帮助患儿合理使用时间，促进患儿的思维发展，提升患儿的生活质量，有百利而无一害。医疗机构的规范化训练对多动症患儿有很好的作用，但家长不能只寄托于医疗机构的训练，家长在家也要对孩子进行各种训练，因为患儿在家时间长，跟家人更亲近，家长更清楚患儿的所思所想。所以，在医疗机构训练期间，家庭训练也要认真，这样才能更好地提高训练效果。

六、多动症的常规康复治疗

多动症的常规康复治疗包括行为矫正、认知行为训练、疏泄疗法、社交技能训练等。家长可以先带患儿去医疗机构进行康复训练，之后机构再培训家长相关知识和训练技巧，加大家庭训练力度。

七、多动症患儿的喂养

要合理安排膳食，培养患儿良好的饮食习惯。另外，维生素 A、维生素 D、钙、锌、铁补充对平衡患儿的营养有重要作用，可以考虑食物补充。以下列举不同食物的营养成分，便于家长选择。

富含钙的食物有牛奶、干酪、蛋黄、豌豆、花生、荠菜、苜蓿、油菜、海带、紫菜、虾皮、木耳、大豆、豆腐、黑豆、雪里蕻、苋菜等。

富含锌的食物有动物内脏、红色肉类、贝壳类海产品、虾、燕麦、花生、玉米等。

富含铁的食物有动物肝脏、动物血、禽畜肉类、鱼类、油菜、苋菜、菠菜、韭菜等。但蔬菜所含铁的利用率不高。

富含维生素 D 的食物有蘑菇、鸡蛋、鲱鱼、鲑鱼、沙丁鱼等，蔬菜和水果中几乎不含维生素 D。

富含维生素 A 的食物有动物内脏、蛋类、牛奶、西蓝花、胡萝卜、菠菜、苋菜、生菜、油菜、荷兰豆、橘子、枇杷等。

八、多动症的处理误区

多动症是儿童期神经行为性疾病，引发的原因比较复杂，所以一定要查明原因，针对原因进行治疗，才会收到较好的治疗效果。现在，很多家庭乃至社会对多动症还存在一些认识误区，主要有以下几点。

1. 家长希望医生将孩子诊断为多动症

有些孩子平时不听话，再加上学习成绩不好、老师不满意，许多家长希望医生将孩子诊断为多动症，以逃避现实。这实际上是家长从心理上麻痹自己：不是自己不教孩子，而是孩子有病。

2. 家长宁愿花钱去医疗机构训练也不愿与孩子沟通

家长觉得孩子捣乱，不听话，拿孩子没有办法，所以把责任全部推给医疗机构，这种做法是错误的。家是孩子最安全的港湾，父母是孩子最贴心、最亲近的引路人。只有父母接纳孩子，孩子才有安全感，才愿意说出自己的心里话。因此，只有医疗机构与家庭联合干预，治疗效果才最好。

3. 社会对多动症患儿的歧视

现实生活中有老师要求家长带孩子去看病，认为孩子不听话可能是因为患有多动症。一旦孩子确诊为多动症后，其他孩子的家长不愿自己的孩子接触患有多动症的孩子，老师也会另眼看待，甚至学校举办一些活动时会要求家长提交多动症疾病诊断证明书。孩子得不到老师、同学的关心和帮助，会感觉到自己被孤立，这对孩子的心理健康会造成危害。

4. 长期给孩子贴捣蛋的标签

只要孩子被诊断为多动症，很多人就永远给孩子贴上捣蛋的标签。有些家长、老师总把孩子隔离开，不愿去找孩子的优点，总看孩子不顺眼，永远用歧视的眼光去看孩子，大人的这些行为会影响孩子的心理发育。希望家长、老师不要随便给多动症的孩子贴标签，应该想办法通过营养干预、康复训练，让患儿回归正常，并鼓励他积极上进，有所作为。

5. 用陪读的形式解决多动症患儿的读书问题

这也是不合适的做法。不要认为孩子考试多考了几分就是干预有效果。家长应该知道，多动症患儿治疗的重点在于引导、鼓励、独立实践。不要监督、控制患儿，否则会使孩子感到压抑，没有自主发展的空间，容易让孩子对家长产生敌意，不利于孩子心理发育及能力的发展。

注意缺陷多动障碍患儿的疫苗接种

多动症患儿与正常儿童一样，可以正常接种疫苗。建议每年接种流感疫苗，一直持续至青春期。

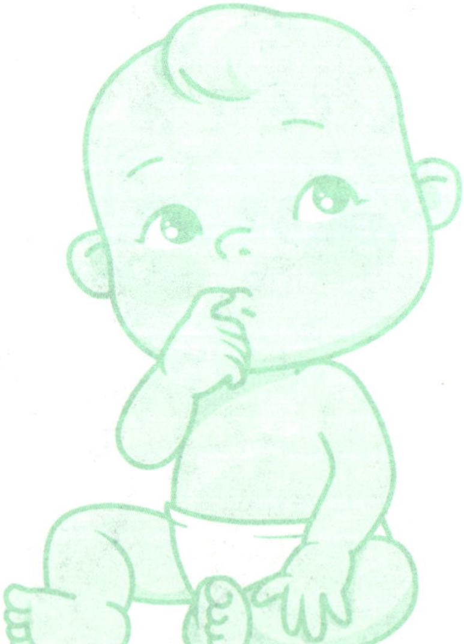

Part 9

癫痫患儿
养育照护指南

小儿癫痫概述

小儿癫痫是多种原因引起的脑内神经元过度放电所产生的脑功能障碍综合征，临床上以慢性、反复性、发作性、阵发性抽搐为特点。

小儿癫痫是小儿神经系统常见疾病之一，其病因很多，有遗传因素、各种原因引起的脑损伤和低钙等，发作形式也多种多样，以抽搐为主要表现。

小儿癫痫的转归

除非严重的遗传性癫痫患儿，大部分癫痫患儿能够正常发育，随着年龄的增长，抽搐现象也可能逐步消失，特别是因营养缺乏造成的抽搐、出生时轻度脑损伤患儿的抽搐都能够在营养调整后消失。家族遗传性癫痫患儿跟祖辈的抽搐时间、抽搐规律、消失时间基本一致。代谢性疾病引起的抽搐也会在代谢病调整后停止。基因异常的难治性癫痫也会遵循疾病的发展规律。但也有部分患儿的抽搐没有消失而持续至成人期。

临床病例说明，寻找抽搐病因是小儿癫痫诊断最重要的依据，针对病因进行治疗是小儿癫痫治疗的有效方法，长期、持续的语言和智力训练是防止癫痫患儿语言和智力倒退的有效手段。

癫痫患儿养育注意事项

一、诊断小儿癫痫要积极查找病因

小儿癫痫是一组以抽搐为表现的疾病。因为病因太复杂，过去医疗条件有限，无法确定病因，给诊断带来了困难。现在很多医疗手段（包括基因检测）可以明确很多抽搐原因，虽然不能查出所有的病因，但可明确大部分病因。所以，应该把查找抽搐原因作为诊断依据，这样可以避免对一些由抽搐引起的遗传代谢性疾病的漏诊，而错过最佳干预时间。因为这些遗传代谢性疾病可以通过药物、营养的调整，使身体恢复健康，抽搐会自然消失。一些家族遗传性的癫痫可以根据家族史来掌握抽搐的时间规律，进行正常治疗康复。不建议只是因为发作几次就诊断为癫痫（症状诊断），特别是对单纯症状诊断就使用抗癫痫药治疗是不恰当的。也不建议把患儿眨眼睛当作抽搐发作，以此作为使用抗癫痫药的依据更不合适。

二、抗癫痫药的应用值得商榷

目前，治疗小儿癫痫的药物有左乙拉西坦、卡马西平、托吡酯、丙戊酸钠、拉莫三嗪、氯硝西泮等，一般首选左乙拉西坦。因为抗癫痫药都有抑制大脑兴奋的作用，临床上婴幼儿用药后都会出现嗜睡状态，特别是婴儿。患儿一整天都在睡觉，无法接受语言和智力的启蒙刺激，将会影响患儿的智力发育。目前，也没有更多证据证明婴幼儿抽搐的减少或消失一定是这些药物作用的结果，以及这些药物对婴幼儿智力发育有多大影响。家长不能因为名字是抗癫痫药，就认为是治疗婴幼儿抽搐的良药，不考虑药物的副作用。因此，对于抗癫痫药物的使用给出以下建议。

1. 查明抽搐病因再用药

建议带患儿做基因检测，明确病因，还要考虑是否是缺钙等营养素失调引起的惊厥。临床病例证实，做好病因诊断是对癫痫病诊断治疗的最基本要求。确诊后再根据医生的指导用药。

2. 不建议婴幼儿使用抗癫痫药物，也不建议发作频率少的婴幼儿使用药物

对于一个月只有一两次抽搐的婴幼儿，如果用药物控制会得不偿失。因为婴幼儿期是孩子大脑发育的关键期，用抗癫痫药会抑制大脑兴奋，影响大脑正常发育。经临床观察，一个月只有一两次抽搐对大脑发育基

本不会造成影响，所以，建议3岁以内婴幼儿不使用抗癫痫药。有抽搐持续状态的婴幼儿使用镇静剂控制抽搐为好。

3. 婴幼儿用药期间要评估语言和智力发育水平

婴幼儿期是孩子大脑发育的关键期，正所谓“三岁看大”，保证患儿3岁以内大脑正常发育是非常重要的。根据所列病例汇总证实，如果只强调有没有抽搐，没有对患儿进行语言、智力的评估，对观察患儿的发育是不合适的。如果用药期间患儿的语言和智力发育迟缓，抽搐发作次数每个月少于3次，每次抽搐可以自行缓解，建议停用抗癫痫药。

三、加强营养与喂养

营养均衡是患儿生长发育的保障，也是癫痫患儿抵抗疾病的必备条件。所以，注意营养与喂养是家长必须认真做好的基本工作。

对于还在吃母乳的患儿，妈妈要按时吃好一日三餐，每餐主食要吃够，适当吃点肥肉，乳汁能量才足够，患儿才会长得好。患儿 6 个月后，要按时添加辅食，注意患儿饮食习惯的培养。不建议用生酮饮食方式来解决患儿抽搐问题，避免营养失衡，影响患儿正常生长发育。要常规补充维生素 AD 和钙。维生素 A、维生素 D 对患儿的正常发育有着极其重要的作用。2021 年《中国儿童维生素 A、维生素 D 临床应用专家共识》中明确指出，维生素 A、维生素 D 同补的方式具有合理性，适合目前我国儿童现状。钙的生理功能非常重要，《中国儿童钙营养专家共识（2019）》中指出，钙的生理功能依据其在体内的分布而各异。骨骼中的钙一方面以羟基磷灰石的形式作为骨骼的结构成分存在，另一方面作为身体内的钙储备池，通过骨骼与血液之间的相互传输运动参与对血钙浓度的调节。骨骼中钙的含量多少与骨的矿物质密度和强度密切相关。血液中的钙，尤其是离子钙通过其自身作用或通过对细胞内钙浓度的调节，广泛参与人体内多种生理功能，如血液凝固，维持心脏、肌肉、神经系统正常的兴奋性等。

细胞内的钙作为关键的信号分子和离子，参与包括基因表达、突触传递、可塑性、神经元兴奋性及细胞维护等，对维持神经细胞的生存及生理功能发挥至关重要的作用。这说明细胞内外的钙都参与神经兴奋性的调节。口服抗癫痫药物容易损失钙，所以癫痫患儿补钙非常必要，建议长期补钙。临床实践证实，血钙偏低或缺乏时，神经兴奋性增高。钙在癫痫患儿体内只有不足，不会超标。

不建议患儿喝可乐、奶茶等饮料，不吃巧克力。要多食用含维生素 A、维生素 D 以及钙含量高的食物。

四、做好语言、智力开发，以及促进训练的长期思想准备

癫痫患儿由于脑细胞的放电现象引起肌肉抽搐，说明脑功能协调性有缺陷。再加上抗癫痫药对大脑有抑制作用，会影响患儿大脑的正常发育，因此，语言和智力促进训练是家长需要长期执行的重要任务。

1. 语言和智力启蒙要抓早期

患儿出生后，母婴日常对话是早期语言和智力启蒙的重要措施，在患儿清醒时要不断地语言沟通，使患儿感受到安全、温暖、愉悦，通过声音的刺激和口型模仿使患儿更好地发育。特别是患有严重肌阵挛性癫痫（Dravet 综合征）的患儿，他们往往在 2 岁时进入抽搐发作高峰期，会对语言发育影响极大，病例报道中认为这类患儿语言发育正常实属罕见。因此，要求患儿 1 岁

半前要学会讲话，防止 2 岁进入抽搐发作高峰期而影响语言的发育，造成口语发育障碍。早期智力启蒙会使患儿的语言和智力发育得更快、更好，只有在 2 岁前使患儿的大脑发育得更加完善，才能防止 2 岁后因抽搐发作频繁而造成智力低下。

2. 语言和智力启蒙要抓得细

语言和智力启蒙除了母婴语言沟通外，更重要的是多形式、多方法、综合性的手段和措施，比如，每天的卡片认知、朗读刺激、音乐熏陶、故事讲解等。只要白天患儿清醒，大人要轮流对患儿进行多形式的刺激，使患儿不断接受不同信息刺激，促进大脑发育和优化。

3. 语言和智力促进训练要有耐心，且持之以恒

患儿的抽搐必然会引起大人的担心，加上求医和护理已经使家人筋疲力尽，患病早期家长还有时间和精力

对患儿进行语言和智力的启蒙，随着患儿逐渐长大，疾病没有治愈，家长开始心烦，甚至不愿与患儿进行语言和智力促进等方面的互动，患儿的语言和智力水平可能会因此逐渐倒退至无法挽回的地步。所以，要求家长不断地对患儿进行语言和智力促进刺激，要每天口语沟通不断、动作刺激不停，才能使患儿保持大脑的记忆。

五、抗癫痫药不能解决癫痫患儿的所有问题

有家长认为，既然孩子被诊断为癫痫，使用抗癫痫药就可以解决问题了。实际不是这样的。孩子出现抽搐的原因不同，应该寻找原因进行干预。当然，癫痫患儿应用抗癫痫药后，患儿抽搐次数可能会减少，但是不找到病因，孩子的抽搐现象就可能依然存在。另外，长期服用抗癫痫药对患儿有很大的副作用，具体会产生以下几点影响。

1. 一般的副作用

由于抗癫痫药物会抑制患儿大脑的兴奋，所以患儿易出现嗜睡、头晕、头痛等症状。药物对胃肠道有刺激作用，患儿可出现恶心、呕吐、厌食等症状。

2. 重要器官的副作用

抗癫痫药物对肝脏、肾脏功能有损害，还可能会影响免疫功能，造成白细胞低下，患儿易感染，感染也可诱发抽搐。

3. 对儿童的智力发育、记忆、运动能力均有不良影响

服用抗癫痫药物后患儿特别容易出现注意力不集中、多动、精神萎靡、语言障碍等问题。精神萎靡可能会导致患儿无法适应学习环境。婴儿期的患儿服药后可能会影响语言和智力发育，造成语言发育迟缓或者智力发育落后。

4. 其他副作用

服用抗癫痫药物可引起过敏性皮炎、皮肤粗糙、多毛或脱发、骨质疏松等。要注意 4 岁以上的女患儿才能使用丙戊酸钠，不建议用于 4 岁以下女孩。服用抗癫痫药拉莫三嗪可能会使患儿出现表皮溶解坏死症，要慎用。

以上药物副作用说明抗癫痫药不是可以抗癫痫，它的作用在于减少抽搐频率，不是用了药后癫痫患儿就没事了。患儿要按医嘱定期化验血常规加五分类，查看白细胞情况。要定期化验肝功能、肾功能，看对身体有没有损害。要经常评估语言和智力是否下降，再确定是否继续服用抗癫痫药。由于抗癫痫药的副作用问题，用药前医生都会要求签知情同意书。建议慎用抗癫痫药。

六、要细心呵护癫痫患儿

要观察患儿抽搐发作的规律，判断抽搐发作的可能。要在发作的第一时间贴身保护患儿，防止抽搐发作摔倒造成身体的损伤。家庭要创建防碰撞装修环境，减少患儿不必要的摔伤。如果患儿抽搐时容易咬伤舌头，家中要常备防护材料（可以由医生指导）。如果患儿抽搐时有呕吐现象，要及时帮助患儿侧头，并及时清理口腔呕吐物，防止吸入窒息。

七、注意运动促进训练，防止功能损伤

癫痫患儿可能会出现运动发育迟缓的问题，因此要根据婴儿运动发育情况，对患儿进行翻身、独坐、爬行等促进运动的训练，使患儿的运动正常发育。每次抽搐发作后都要做肢体按摩、运动训练。可以适当进行爬阶梯、蹬滑轮以及负重训练，使患儿的运动功能保持在正常水平。

癫痫患儿的疫苗接种

虽然部分癫痫患儿在接种疫苗时会有抽搐的风险，但不会影响患儿的远期预后，因此，不应简单地将癫痫列为所有疫苗的禁忌证。

无论是否服用抗癫痫药，都可以接种所有疫苗，有癫痫家族史患儿可以接种疫苗。但如果患儿处于癫痫发作期，应暂缓接种疫苗。

建议患儿每年常规接种流感疫苗，直至成人，这样可以减少患儿感染机会，让患儿发病少，诱发抽搐少。

注意：疫苗接种后 72 小时内，患儿可能出现不良反应，出现抽搐。如果患儿出现体温 38℃左右的发热，建议多喝水，不建议用退热药。出现轻度抽搐可自行缓解的，注意护理即可。如果出现持续性抽搐，要及时到医院寻求帮助，可用镇静剂控制抽搐。不建议用抗病毒药物或者抗生素，更不要加大抗癫痫药用量。

附录 0～18岁儿童青少年身高、体重标准差单位数值表

0～18岁儿童青少年身高、体重标准差单位数值表（女）

年龄	-3SD		-2SD		-1SD		中位数		+1SD		+2SD		+3SD	
	身高 (cm)	体重 (kg)	身高 (cm)	体重 (kg)	身高 (cm)	体重 (kg)	身高 (cm)	体重 (kg)	身高 (cm)	体重 (kg)	身高 (cm)	体重 (kg)	身高 (cm)	体重 (kg)
出生	44.7	2.26	46.4	2.54	48.0	2.85	49.7	3.21	51.4	3.63	53.2	4.10	55.0	4.65
2月	51.1	3.72	53.2	4.15	55.3	4.65	57.4	5.21	59.6	5.86	61.8	6.60	64.1	7.46
4月	56.7	4.93	58.8	5.48	61.0	6.11	63.1	6.83	65.4	7.65	67.7	8.59	70.0	9.66
6月	60.1	5.64	62.3	6.26	64.5	6.96	66.8	7.77	69.1	8.68	71.5	9.73	74.0	10.93
9月	63.7	6.34	66.1	7.03	68.5	7.81	71.0	8.69	73.6	9.70	76.2	10.86	78.9	12.18
12月	67.2	6.87	69.7	7.61	72.3	8.45	75.0	9.40	77.7	10.48	80.5	11.73	83.4	13.15
15月	70.2	7.34	72.9	8.12	75.6	9.01	78.5	10.02	81.4	11.18	84.3	12.50	87.4	14.02
18月	72.8	7.79	75.6	8.63	78.5	9.57	81.5	10.65	84.6	11.88	87.7	13.29	91.0	14.90
21月	75.1	8.26	78.1	9.15	81.2	10.15	84.4	11.30	87.7	12.61	91.1	14.12	94.5	15.85
2岁	77.3	8.70	80.5	9.64	83.8	10.70	87.2	11.92	90.7	13.31	94.3	14.92	98.0	16.77
2.5岁	81.4	9.48	84.8	10.52	88.4	11.70	92.1	13.05	95.9	14.60	99.8	16.39	103.8	18.47
3岁	84.7	10.23	88.2	11.36	91.8	12.65	95.6	14.13	99.4	15.83	103.4	17.81	107.4	20.10
3.5岁	88.4	10.95	91.9	12.16	95.6	13.55	99.4	15.16	103.3	17.01	107.2	19.17	111.3	21.69
4岁	91.7	11.62	95.4	12.93	99.2	14.44	103.1	16.17	107.0	18.19	111.1	20.54	115.3	23.30
4.5岁	94.8	12.30	98.7	13.71	102.7	15.33	106.7	17.22	110.9	19.42	115.2	22.00	119.5	25.04

续表

年龄	-3SD		-2SD		-1SD		中位数		+1SD		+2SD		+3SD	
	身高 (cm)	体重 (kg)	身高 (cm)	体重 (kg)	身高 (cm)	体重 (kg)	身高 (cm)	体重 (kg)	身高 (cm)	体重 (kg)	身高 (cm)	体重 (kg)	身高 (cm)	体重 (kg)
5岁	97.8	12.93	101.8	14.44	106.0	16.20	110.2	18.26	114.5	20.66	118.9	23.50	123.4	26.87
5.5岁	100.7	13.54	104.9	15.18	109.2	17.09	113.5	19.33	118.0	21.98	122.6	25.12	127.2	28.89
6岁	103.2	14.11	107.6	15.87	112.0	17.94	116.6	20.37	121.2	23.27	126.0	26.74	130.8	30.94
6.5岁	105.5	14.66	110.1	16.55	114.7	18.78	119.4	21.44	124.3	24.61	129.2	28.46	134.2	33.14
7岁	108.0	15.27	112.7	17.31	117.6	19.74	122.5	22.64	127.6	26.16	132.7	30.45	137.9	35.75
7.5岁	110.4	15.89	115.4	18.10	120.4	20.74	125.6	23.93	130.8	27.83	136.1	32.64	141.5	38.65
8岁	112.7	16.51	117.9	18.88	123.1	21.75	128.5	25.25	133.9	29.56	139.4	34.94	144.9	41.74
8.5岁	115.0	17.14	120.3	19.71	125.8	22.83	131.3	26.67	136.9	31.45	142.6	37.49	148.4	45.24
9岁	117.0	17.79	122.6	20.56	128.3	23.96	134.1	28.19	139.9	33.51	145.8	40.32	151.8	49.19
9.5岁	119.1	18.49	125.0	21.49	131.0	25.21	137.0	29.87	143.1	35.85	149.2	43.54	155.4	53.77
10岁	121.5	19.29	127.6	22.54	133.8	26.60	140.1	31.76	146.4	38.41	152.8	47.15	159.2	58.92
10.5岁	123.9	20.23	130.3	23.74	136.8	28.16	143.3	33.80	149.8	41.15	156.3	50.92	163.0	64.24
11岁	126.9	21.46	133.4	25.23	140.0	29.99	146.6	36.10	153.3	44.09	160.0	54.78	166.7	69.27
11.5岁	129.9	22.89	136.5	26.89	143.1	31.93	149.7	38.40	156.3	46.87	162.9	58.21	169.6	72.80
12岁	133.0	24.58	139.5	28.77	145.9	34.04	152.4	40.77	158.8	49.54	165.3	61.22	171.8	75.32

续表

年龄	-3SD		-2SD		-1SD		中位数		+1SD		+2SD		+3SD	
	身高 (cm)	体重 (kg)	身高 (cm)	体重 (kg)	身高 (cm)	体重 (kg)	身高 (cm)	体重 (kg)	身高 (cm)	体重 (kg)	身高 (cm)	体重 (kg)	身高 (cm)	体重 (kg)
12.5岁	135.9	26.32	142.1	30.64	148.4	36.04	154.6	42.89	160.8	51.75	167.1	63.44	173.3	77.05
13岁	138.2	28.11	144.2	32.50	150.3	37.94	156.3	44.79	162.3	53.55	168.3	64.99	174.3	78.17
13.5岁	140.1	29.81	146.0	34.23	151.8	39.66	157.6	46.42	163.4	54.99	169.2	66.03	175.0	78.87
14岁	141.5	31.38	147.2	35.80	152.9	41.18	158.6	47.83	164.3	56.16	169.9	66.77	175.5	79.27
14.5岁	142.6	32.73	148.2	37.13	153.8	42.45	159.4	48.97	164.9	57.06	170.4	67.28	175.9	79.48
15岁	143.3	33.78	148.8	38.16	154.3	43.42	159.8	49.82	165.3	57.72	170.8	67.61	176.2	79.60
15.5岁	143.7	34.59	149.2	38.94	154.7	44.15	160.1	50.45	165.6	58.19	171.1	67.82	176.4	79.68
16岁	143.7	35.06	149.2	39.39	154.7	44.56	160.1	50.81	165.5	58.45	171.0	67.93	176.4	79.77
16.5岁	143.8	35.40	149.3	39.72	154.7	44.87	160.2	51.07	165.6	58.64	171.0	68.00	176.4	79.86
17岁	144.0	35.57	149.5	39.88	154.9	45.01	160.3	51.20	165.7	58.73	171.0	68.04	176.5	79.95
18岁	144.4	35.85	149.8	40.15	155.2	45.26	160.6	51.41	165.9	58.88	171.3	68.10	176.6	79.90

0~18岁儿童青少年身高、体重标准差单位数值表（男）

年龄	-3SD		-2SD		-1SD		中位数		+1SD		+2SD		+3SD	
	身高(cm)	体重(kg)	身高(cm)	体重(kg)	身高(cm)	体重(kg)	身高(cm)	体重(kg)	身高(cm)	体重(kg)	身高(cm)	体重(kg)	身高(cm)	体重(kg)
出生	45.2	2.26	46.9	2.58	48.6	2.93	50.4	3.32	52.2	3.73	54.0	4.18	55.8	4.66
2月	52.2	3.94	54.3	4.47	56.5	5.05	58.7	5.68	61.0	6.38	63.3	7.14	65.7	7.97
4月	57.9	5.25	60.1	5.91	62.3	6.64	64.6	7.45	66.9	8.34	69.3	9.32	71.7	10.39
6月	61.4	5.97	63.7	6.70	66.0	7.51	68.4	8.41	70.8	9.41	73.3	10.50	75.8	11.72
9月	65.2	6.67	67.6	7.46	70.1	8.35	72.6	9.33	75.2	10.42	77.8	11.64	80.5	12.99
12月	68.6	7.21	71.2	8.06	73.8	9.00	76.5	10.05	79.3	11.23	82.1	12.54	85.0	14.00
15月	71.2	7.68	74.0	8.57	76.9	9.57	79.8	10.68	82.8	11.93	85.8	13.32	88.9	14.88
18月	73.6	8.13	76.6	9.07	79.6	10.12	82.7	11.29	85.8	12.61	89.1	14.09	92.4	15.75
21月	76.0	8.61	79.1	9.59	82.3	10.69	85.6	11.93	89.0	13.33	92.4	14.90	95.9	16.66
2岁	78.3	9.06	81.6	10.09	85.1	11.24	88.5	12.54	92.1	14.01	95.8	15.67	99.5	17.54
2.5岁	82.4	9.86	85.9	10.97	89.6	12.22	93.3	13.64	97.1	15.24	101.0	17.06	105.0	19.13
3岁	85.6	10.61	89.3	11.79	93.0	13.13	96.8	14.65	100.7	16.39	104.6	18.37	108.7	20.64
3.5岁	89.3	11.31	93.0	12.57	96.7	14.00	100.6	15.63	104.5	17.50	108.6	19.65	112.7	22.13
4岁	92.5	12.01	96.3	13.35	100.2	14.88	104.1	16.64	108.2	18.67	112.3	21.01	116.5	23.73
4.5岁	95.6	12.74	99.5	14.18	103.6	15.84	107.7	17.75	111.9	19.98	116.2	22.57	120.6	25.61

续表

年龄	-3SD		-2SD		-1SD		中位数		+1SD		+2SD		+3SD	
	身高 (cm)	体重 (kg)	身高 (cm)	体重 (kg)	身高 (cm)	体重 (kg)	身高 (cm)	体重 (kg)	身高 (cm)	体重 (kg)	身高 (cm)	体重 (kg)	身高 (cm)	体重 (kg)
5岁	98.7	13.50	102.8	15.06	107.0	16.87	111.3	18.98	115.7	21.46	120.1	24.38	124.7	27.85
5.5岁	101.6	14.18	105.9	15.87	110.2	17.85	114.7	20.18	119.2	22.94	123.8	26.24	128.6	30.22
6岁	104.1	14.74	108.6	16.56	113.1	18.71	117.7	21.26	122.4	24.32	127.2	28.03	132.1	32.57
6.5岁	106.5	15.30	111.1	17.27	115.8	19.62	120.7	22.45	125.6	25.89	130.5	30.13	135.6	35.41
7岁	109.2	16.01	114.0	18.20	119.0	20.83	124.0	24.06	129.1	28.05	134.3	33.08	139.6	39.50
7.5岁	111.8	16.70	116.8	19.11	121.9	22.06	127.1	25.72	132.4	30.33	137.8	36.24	143.4	43.99
8岁	114.1	17.33	119.3	19.97	124.6	23.23	130.0	27.33	135.5	32.57	141.1	39.41	146.8	48.57
8.5岁	116.2	17.93	121.6	20.79	127.1	24.37	132.7	28.91	138.4	34.78	144.2	42.54	150.1	53.08
9岁	118.3	18.53	123.9	21.62	129.6	25.50	135.4	30.46	141.2	36.92	147.2	45.52	153.3	57.30
9.5岁	120.3	19.17	126.0	22.50	131.9	26.70	137.9	32.09	144.0	39.12	150.1	48.51	156.4	61.37
10岁	122.0	19.81	127.9	23.40	134.0	27.93	140.2	33.74	146.4	41.31	152.7	51.38	159.2	65.08
10.5岁	123.8	20.55	130.0	24.43	136.3	29.33	142.6	35.58	149.1	43.69	155.7	54.37	162.3	68.71
11岁	125.7	21.41	132.1	25.64	138.7	30.95	145.3	37.69	152.1	46.33	158.9	57.58	165.8	72.39
11.5岁	127.7	22.35	134.5	26.96	141.4	32.73	148.4	39.98	155.4	49.19	162.6	60.96	169.8	76.17
12岁	130.0	23.37	137.2	28.41	144.6	34.67	151.9	42.49	159.4	52.31	166.9	64.68	174.5	80.35

续表

年龄	-3SD		-2SD		-1SD		中位数		+1SD		+2SD		+3SD	
	身高 (cm)	体重 (kg)	身高 (cm)	体重 (kg)	身高 (cm)	体重 (kg)	身高 (cm)	体重 (kg)	身高 (cm)	体重 (kg)	身高 (cm)	体重 (kg)	身高 (cm)	体重 (kg)
12.5岁	132.6	24.55	140.2	30.01	147.9	36.76	155.6	45.13	163.3	55.54	171.1	68.51	178.9	84.72
13岁	136.3	26.21	144.0	32.04	151.8	39.22	159.5	48.08	167.3	59.04	175.1	72.60	183.0	89.42
13.5岁	140.3	28.16	147.9	34.22	155.4	41.67	163.0	50.85	170.5	62.16	178.1	76.16	185.7	93.50
14岁	144.3	30.40	151.5	36.54	158.7	44.08	165.9	53.37	173.1	64.84	180.2	79.07	187.4	96.80
14.5岁	147.6	32.59	154.5	38.71	161.3	46.20	168.2	55.43	175.0	66.86	181.8	81.11	188.5	99.00
15岁	150.1	34.59	156.7	40.63	163.3	48.00	169.8	57.08	176.3	68.35	182.8	82.45	189.3	100.29
15.5岁	151.9	36.33	158.3	42.26	164.7	49.49	171.0	58.39	177.3	69.44	183.6	83.32	189.8	100.96
16岁	152.9	37.67	159.1	43.51	165.4	50.62	171.6	59.35	177.8	70.20	184.0	83.85	190.1	101.25
16.5岁	153.5	38.77	159.7	44.54	165.9	51.53	172.1	60.12	178.2	70.79	184.3	84.21	190.3	101.36
17岁	154.0	39.58	160.1	45.28	166.3	52.20	172.3	60.68	178.4	71.20	184.5	84.45	190.5	101.39
18岁	154.4	40.65	160.5	46.27	166.6	53.08	172.7	61.40	178.7	71.73	184.7	84.72	190.6	101.36